Dr. med. Jürgen Freiherr von Rosen
Vorbeugen ist besser als heilen

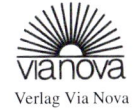

Verlag Via Nova

Der Inhalt in diesem Buch ist vom Autor sorgfältig erwogen und geprüft, dennoch kann eine Garantie nicht übernommen werden. Eine Haftung des Autors ist ausgeschlossen.

1. Auflage 2013

Verlag Via Nova, Alte Landstr. 12, 36100 Petersberg

Telefon: (06 61) 6 29 73

Fax: (06 61) 96 79 560

E-Mail: info@verlag-vianova.de

Internet: www.verlag-vianova.de / www.transpersonale.de

Umschlaggestaltung: Guter Punkt, München

Satz: Sebastian Carl, 83123 Amerang

Druck und Verarbeitung: Appel und Klinger, 96277 Schneckenlohe

ISBN 978-3-86616-268-6

Dr. med. Jürgen Freiherr von Rosen

Vorbeugen ist besser als heilen

Der aktive Weg zur optimalen Gesundheit

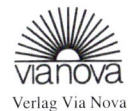

Verlag Via Nova

INHALT

Vorwort 7

Die Einteilung 9

I Das Gesicht 9

1 Die Gesichtsform 9

   a) Normalform 9

   b) Rundform 11

   c) Faltengesicht 11

2 Die Gesichtsfarbe 14

3 Die Gesichtsfalten 17

   a) Stirnfalten 19

   b) Naso-Labialfalten 20

   c) Hamsterbäckchen 21

4 Hautkrankheiten im Gesicht 23

   a) Akne 23

   b) Neurodermitis oder atrophisches Ekzem 25

   c) Rosacea und die Gesichtsfarben 31

   d) Herpes labialis (Lippenherpes) 32

   e) Warzen und Hautverfärbungen 33

5 Haare und Haarausfall 36

6 Die Augen 40

   a) Conjunctivitis (Bindehautentzündung) 43

   b) Brennende und trockene Augen 44

   c) Druckgefühl in den Augen 46

   d) Rezidivierende Hornhauterkrankungen 46

   e) Kurzsichtigkeit 46

   f) Glaukom, Grauer Star und andere schwere Augenkrankheiten 47

   g) Äußere Zeichen um die Augenhöhle 47

   h) Irisfarben und Iriszeichen 49

7 Nase und Ohren 50

   a) Rachenmandeln 50

b) Schnupfen...51

c) Nasennebenhöhlen..52

d) Ohren 56

   Ohrenschmalz 57

   Tinnitus/Hörsturz 58

8 Mund, Mundhöhle, Zunge und Zähne...................................59

a) Lippen 59

b) Herpes labialis 61

c) Fissuren und Rhagaden 62

d) stomatitis aphtosa..63

e) Mundsoor/Mundtrockenheit 64

g) Gaumenmandeln..67

h) Infektanfälligkeit 68

i) Zunge 72

   Zungenbelag/Zungengröße 72

   Fissuren/Trockenheit 75

   Zungenbrennen 76

k) Mundgeruch..77

l) Zähne 79

   Karies..80

   Zahnfehlstand 81

   Amalgam 84

   Zahn-Organ-Beziehung 92

   Zahnherd...94

II Hals und Arme..96

Anatomie und Physiologie des Halses 97

   Halslänge/Kopfdrehung 99

   Halsstreckung 100

   Tennisellenbogen..100

   Fingernägel...102

   Einrisse an den Fingerkuppen 103

   Raynaud-Syndrom...103

   Carpal-Tunnel-Syndrom..104

   Heberden'sche Knötchen/Dupuytren'sche Kontraktur 105

III Der Brustkorb 106

    a) Lungenvolumen 107

    b) Weibliche Brustform 109

    c) Abstand der Schulterblätter 111

    d) Puls- und Atemfrequenz 113

IV Der Bauchraum 115

    Der gesunde Darm 116

    Bauchmuskelspannung 116

    Stuhlform 117

    Darmpassage/Stuhlgeruch 118

    Übelkeit 118

    Hämorrhoiden/Darmgeräusche 119

    Pulsation 119

    Lumbalgien, Ischiasbeschwerden und Sakralgien 121

    Körperhaltung 121

        1. Entenhaltung 122

        2. Lässige Haltung 122

        3. Anlaufhaltung 123

        4. Normalhaltung 124

        5. Apfelsinenhaut 125

        6. Kältezonen 126

        7. Die Blinddarmoperation als Frühzeichen 127

        8. Die Reizblase und andere Unterbauchstörungen 128

V Die Beine 130

        1. Die Beinlängendifferenz 131

        2. Der Senk-, Knick-, Spreizfuß 132

        3. Kalte Füße 133

        4. Besenreiser-Venen 133

        5. Wachstumsschmerzen 134

        6. Knieschmerzen 134

        7. Fußzehen und Zehennägel 136

Schlusswort 138

Quellennachweise 140

VORWORT

Mit diesem Buch möchte ich Sie aufmerksam machen auf viele kleine Zeichen des Körpers, die uns beginnende Störungen anzeigen können. Wenn wir diese Zeichen rechtzeitig bemerken, richtig deuten und uns dann auch richtig verhalten, im Allgemeinen unsere Lebensführung entsprechend ändern, dann können wir sehr frühzeitig vorbeugen, unsere Gesundheit im Allgemeinen erhalten und Krankheiten meistens vermeiden.

Da wir mit unserem derzeitigen Gesundheits-, Kassen- und Ärztesystem auf eine Krankheits- und Finanzierungskatastrophe zusteuern, ist eine selbstverantwortliche Gesundheitsvorsorge sicherlich der beste Weg, mit wenig Kosten viel zu erreichen. Denn Pflichtversicherung, mangelhafte Kostenerstattung von natürlichen Medikamenten und Behandlungen und nebenwirkungsreiche Normalmedizin zwingen uns, eine Medizin zu akzeptieren, die viele Menschen nicht haben wollen und gegen die sie sich vergeblich wehren.

„Hilf dir selbst,
dann hilft dir Gott."

Ein altes Sprichwort sagt: „Hilf dir selbst, dann hilft dir Gott." So möchte ich Ihnen mit dieser Veröffentlichung ein Diagnosemittel in die Hand geben, mit dem Sie frühzeitig sich selbst und Ihre Mitmenschen beurteilen können. Dann können Sie auch selbst die Weichen stellen, ob Sie in Richtung von besserer Gesundheit gehen oder es bei dem derzeitigen Zustand belassen wollen.

Sie erhalten auf diese Weise eine neue Entscheidungsfreiheit, die Ihnen viel Sicherheit und Selbstvertrauen geben wird. Die Hilflosigkeit gegenüber dem derzeitigen System wird geringer.

Und Sie werden sehen, dass es gar nicht so schwierig ist, gesund zu werden, gesund zu sein und gesund zu bleiben. Wir brauchen dazu nur ein wenig Überlegung, ein wenig Instinkt, eine gewisse Portion Disziplin und möglichst viel Lebensfreude. Dann werden auch anfänglich große Schwierigkeiten immer kleiner und wir können uns an immer mehr Fortschritten erfreuen, bis wir von unserem Körper vielleicht nur noch die angenehmen Signale spüren. Dann werden wir aber wohl auch schon weitgehend gesund sein.

Viele dieser Frühzeichen wurden erstmalig von dem berühmten österreichischen Arzt Dr. Franz Xaver Mayr beschrieben und in seinem Grundlagenbuch „Fundamente zur Diagnostik der Verdauungskrankheiten" bereits 1920 veröffentlicht[1]. Seine Schüler haben diese Arbeit weiterentwickelt und zusätzliche Frühzeichen entdeckt und erklärt.

So können wir heute auf einer breiten Wissensbasis aufbauen, die leider noch sehr wenig in die gängige Medizin integriert ist. Aber je besser die Patienten informiert sind, desto eher werden sich auch die Ärzte bemühen, dieses brachliegende Wissen zu erwerben und in die tägliche Praxis umzusetzen.

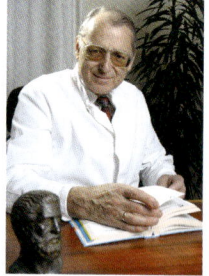

Damit nähern wir uns allmählich dem anderen Sprichwort: „Vorbeugen ist besser als heilen."

Ich wünsche Ihnen eine angenehme und aufschlussreiche Lektüre!
Ihr Dr. med. Jürgen Freiherr von Rosen

DIE EINTEILUNG

Wir fangen mit dem Gesicht an, wenden uns dann dem Kopf zu und anschließend allen Körperteilen von oben nach unten. So haben wir eine einfache Ordnung vor uns, in der wir uns schnell zurechtfinden können.

I. DAS GESICHT

1. Die Gesichtsform

Man darf die Gesichtsform nicht verwechseln mit der Kopfform. Die Kopfform ist vorgegeben, meist auf genetischer Grundlage. Die Gesichtsform erhält man sich (wenn man gesund bleibt) oder erwirbt sich einen neue, veränderte (wenn Störungen auftreten).

a) Die normale gesunde Form des Gesichts ist oval.

Die Haut ist straff, rosig, glatt und elastisch. Auch beim Lachen entstehen in der Haut keine Falten, sondern nur Grübchen in den Wangen. Der normale Mund ist klein und gut geschwungen, die Lippen sind leicht gewölbt.

Alle von diesem Normal- und Idealzustand abweichenden Formen sind schon nicht mehr ganz normal.

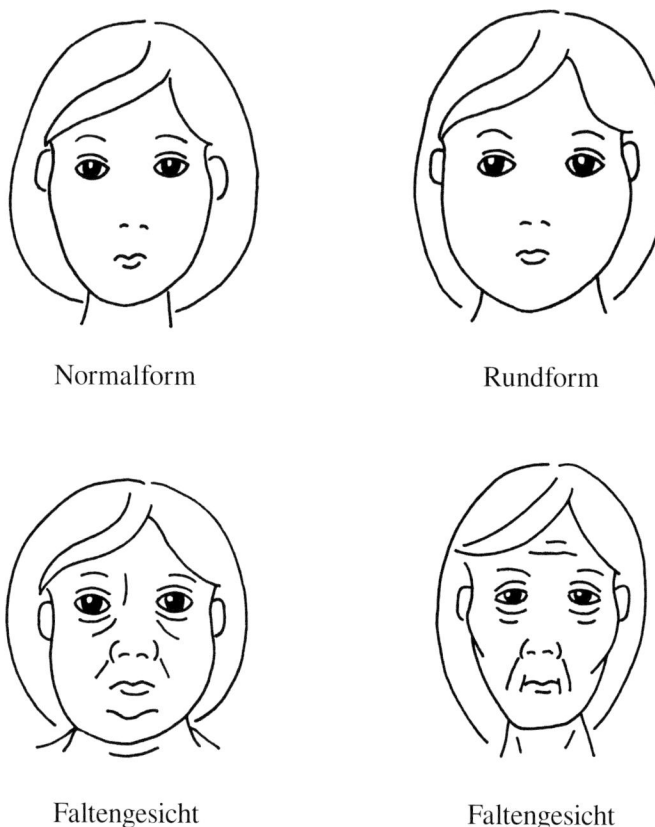

Normalform   Rundform

Faltengesicht   Faltengesicht
  (Yang)   (Yin)

Das Yang-Gesicht gehört zu einem robusten Menschen (Yang-Typ), das Yin- Gesicht
zu einem von der Anlage her geschwächten Menschen (Yin-Typ).
An der Gesichtsform lässt sich die Belastung des Körpers mit Giftstoffen ablesen.
Abb.: Christine Schikora

b) Die erste Abweichung ist die Rundform.

So gibt es leicht gerundete, stärker und stark gerundete Gesichter. Die letzte Stufe dieser Entwicklung ist das Vollmondgesicht, oft mit pausbackigen Wangen (verstärkte Rötung) und fleischigen Lippen. Der Grund für diese Veränderungen liegt in der Einlagerung von Giftstoffen, die fast immer aus dem Darm stammen.

Damit diese Giftstoffe möglichst wenig Schaden anrichten können, werden sie durch Wassereinlagerungen verdünnt und sind somit weniger schädlich. Häufig ist ein leichtes Untergewicht vorhanden. Die Menschen mit derartigen Veränderungen sind noch weitgehend gesund. Sie haben noch viele Möglichkeiten zur Regeneration und können ihre Gesundheit oft völlig wiederherstellen.

c) Die zweite Abweichung ist das Faltengesicht.

Dieses kann in zwei verschiedenen Formen auftreten, je nach dem zugrundeliegenden Menschentyp.

Der sogenannte Yang-Typ (rundlich mit Fettansatz, beginnendes Übergewicht) lagert erst Wasser in das Gesicht ein, das dadurch rundlicher erscheint. Wenn dann die elastischen Fasern der Gesichtsmuskulatur aufgrund der Gifteinlagerungen zu erschlaffen beginnen, sinken die schwerer gewordenen Hautpartien nach unten und es entstehen Falten, z.B. im Bereich der Mundwinkel, der Nase, Lachfalten, Backentaschen usw.

Das Gewebe ist durch Einlagerung schwerer geworden, die elastischen Fasern werden durch Giftstoffe geschädigt und können das schwere Gewebe nicht mehr oben halten, so dass dieses nach unten sinkt. Durch gesunde

Lebensweise und Vermeidung der schädlichen Faktoren lässt sich dieses Stadium weitgehend rückgängig machen.

Beim sogenannten Yin-Typ (schlank, mager, ohne Fettansatz, später oft hager) ist die Haut von vornherein nicht in der Lage, viel Flüssigkeit einzulagern. Dadurch fehlt die Verdünnung der Giftstoffe (wie oben bereits geschrieben), so dass die elastischen Fasern der Gesichtsmuskulatur unmittelbar geschädigt werden und erschlaffen. Das Gewebe ist nicht so schwer aufgrund der fehlenden Wassereinlagerung, die elastischen Fasern werden schneller und stärker geschädigt. Gesicht und Nase werden spitzkantig, die Haut wird insgesamt dünner. Man spricht dann auch schon von einer beginnenden Atrophie der Gesichtshaut (Schrumpfung, Schwund), die nicht mehr vollständig behebbar (reversibel) ist.

So lassen sich bei genauer Beobachtung schon aus den ersten Veränderungen von Gesichtshaut und -form tiefgreifende Schlüsse auf eine beginnende Schädigung ziehen. Die Ursachen dieser Veränderungen liegen in der Einlagerung von Giften, die üblicherweise aus dem Darm stammen.

Dass man sich aber auch im höheren Alter sowohl die Gesichtsform als auch eine weitgehende Faltenfreiheit erhalten kann, zeigte der Dalai Lama auch im Alter von über 77 Jahren. Auch viele Nonnen und Mönche erscheinen oft wesentlich jünger als der gleichaltrige Durchschnitt der Bevölkerung. Das hängt mit der Disziplin in der Lebensführung zusammen, mit Singen, Beten und meist reichlicher sinnvoller Arbeit sowie geringerer sogenannter Stressbelastung.

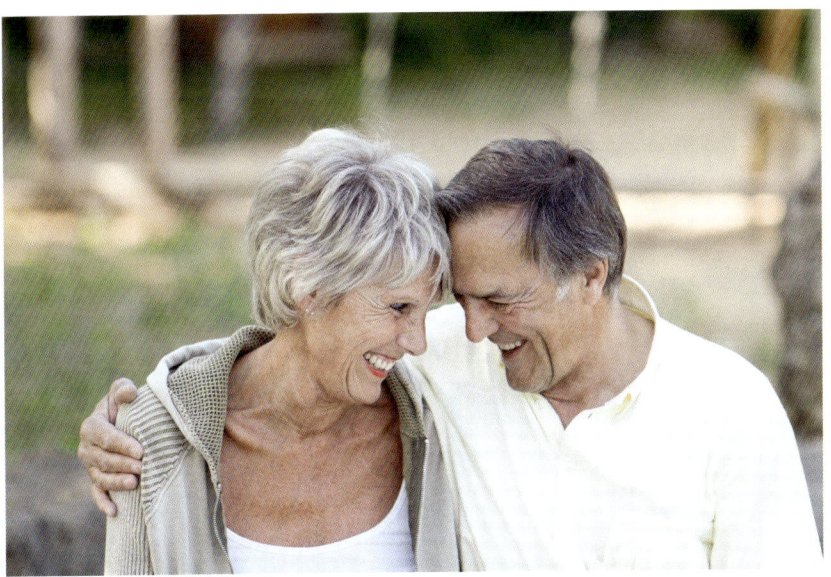

Gesund sein und bleiben ist relativ einfach – eine positive Sicht auf die Dinge
und etwas Disziplin in der Lebensführung sind wichtige Bausteine.
Foto: contrastwerkstatt, fotolia.de

2. Die Gesichtsfarbe

a) Die normale Gesichtsfarbe unserer Bevölkerung weist eine leichte Rosafärbung auf. Sie zeigt eine normale Durchblutung mit hellrotem, sauerstoffreichem Blut. Alle anderen Färbungen sind Ausdruck einer Störung oder eventuell auch Krankheit.

b) Eine blasse Haut tritt bei Verminderung der Durchblutung auf. Diese kann akut entstehen durch eine Kreislaufstörung, z.b. Ohnmacht, oder chronisch durch eine Verkrampfung der feinen Kapillargefäße, fast immer infolge einer Vergiftung, die wiederum fast immer mit dem Darm zusammenhängt. Auch kleinere Kinder haben häufig schon derartige Veränderungen der Gesichtsfarbe. Im Anfangsstadium können sich blasse und leicht gerötete Haut im Laufe eines Tages auch abwechseln.

c) Eine fahle, graue Haut, die auch zunehmend schmutzig aussehen kann, weist auf eine zunehmende Vergiftung des ganzen Körpers hin, wobei das Gesicht diese Entwicklung früh widerspiegelt.
Je stärker der Grauton, desto stärker die Belastung. Auch braune Flecken können auftreten, oft als Alters- oder Leberflecken bezeichnet. Es zeigt sich damit eine Verminderung der Ausscheidungs- und Entgiftungsleistung der Leber und der anderen Ausscheidungsorgane an.

d) Eine verstärkte Rötung im Gesicht, besonders der Wangen und oft auch der Nase, weisen auf Alkoholwirkung hin. Es gibt auch den Begriff der Alkoholiker-Nase. Dabei stammt bei vielen derart betroffenen Menschen der Alkohol aus der eigenen Darmgärung, bei der Alkohole produziert werden. Bei dieser Gärung entsteht nicht nur der zwar giftige, aber trotzdem noch gut tolerierte normale Alkohol (Äthanol), sondern auch die hochgiftigen Alkohole Methanol (führt zu Blindheit), Propanol und Butanol (sog. Fuselalkohole).

Häufig haben Rohkost-Vegetarier eine solche Gärung, weil sie die Rohkost zu reichlich essen und oft nicht genügend kauen und diese dann im Darm in Gärung übergeht. Die andere große Gruppe mit Gärungsfärbung im Gesicht sind die Biertrinker, die aber meist auch einen entsprechenden Bierbauch besitzen.

Bei all den unter b) bis d) beschriebenen Verfärbungen der Gesichtshaut handelt es sich um Anfangsstadien. Diese können auch schon im Kindesalter auftreten, sind dort aber nicht häufig. Bei der überwiegenden Zahl der Erwachsenen findet man aber derartige Abweichungen, weil ihr Gesundheitszustand meist nicht völlig in Ordnung ist, obwohl sie sich vielleicht noch gesund fühlen. Bei genauer ärztlicher Untersuchung, besonders nach den Richtlinien von Dr. F. X. Mayr, wird man aber auch andere Abweichungen außer der Gesichtsfarbe vom völlig gesunden Idealzustand finden.

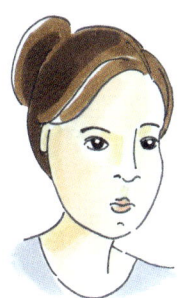 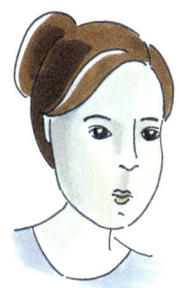 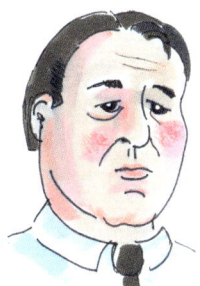

Normale Gesichtsfarbe, blasse oder fahle Haut oder verstärkte Gesichtsrötungen: Ob ein Mensch gesund ist oder der Körper zunehmend vergiftet wird und die Giftstoffe nicht mehr selbst ausscheiden kann, zeigt auch die Gesichtsfarbe.
Abb.: Christine Schikora

Mit zunehmender Störungsdauer werden auch die Erscheinungen stärker, d.h., dass auch die Farbveränderungen zunehmen. Dann sieht auch der Laie, dass dieser Mensch nicht mehr gesund ist, obwohl viele Ärzte einen solchen Menschen für gesund halten, weil sie keine krankhaften Befunde im Blut oder an den Organen feststellen können. Fast täglich habe ich solche Patienten in der Praxis, die bei vorhergehenden ärztlichen Untersuchungen für gesund gehalten wurden, nur weil die oben und im Verlauf dieser Artikelserie beschriebenen Störungs- und Krankheitsfrühzeichen nicht bekannt sind und unter Medizinern auch nicht für wichtig gehalten werden. Dabei ist das frühzeitige Erkennen und rechtzeitige Behandeln die Grundlage jeder wirkungsvollen und wesentlich preiswerteren Prophylaxe.

Bei dieser Aufstellung kann und will ich nicht auf die Besonderheiten eingehen, die bei der sog. „Antlitzdiagnostik" z.B. nach Schüßler[2], Huter[3] oder Hickethier[4] angegeben werden. Solche Abweichungen von dem Normalgesicht sind meist mit einzelnen Organdiagnosen und entsprechenden Therapiehinweisen verbunden. In der Spezialliteratur kann darüber genügend nachgelesen werden.

3. Die Gesichtsfalten

Ein großer Teil der Erkenntnisse über die Faltenbildung im Gesicht geht, wie schon anfangs beschrieben, auf den österreichischen Arzt Dr. Franz Xaver Mayr zurück, der seine Beobachtungen bereits 1920 ausführlich und genauestens untermauert veröffentlichte.

Danach hängen die meisten Veränderungen im Organismus gegenüber dem idealen Gesundheitszustand mit Intoxikationswirkungen zusammen (Toxine = Gifte). Die meisten Toxine stammen nicht von außen, z.B. chemische Produkte, Abgase, Strombelastungen u.a., sondern von innen und dabei meistens aus Veränderungen und Störungen der Darmschleimhaut. Solange diese Schleimhaut völlig in Ordnung ist, können uns die Belastungen aus der Nahrung wie Konservierungs-, Farbstoffe, Emulgatoren, Geschmackskorrigentien u.a. relativ wenig anhaben. Wird die Schleimhaut aber geschädigt, dann wird sie durchlässig und kann einen Einstrom von Giftstoffen in die tieferen Darmschichten und von dort in Blut, Lymphe und Gewebe nicht mehr völlig unterbinden.

Das Hauptproblem ist also der Schutz der Darmschleimhaut vor einer Schädigung. Darauf bin ich in meinen Büchern „Naturheilkunde für Jeden"[5] und „Fahrplan Gesundheit"[6] ausführlich eingegangen. Auch die Artikel „Der Dünndarm, das unbekannte Organ"[7] und „Warum wird der Mensch krank?"[8] weisen auf diese Problematik hin.

Die Grundlage der Faltenbildung ist eine Einlagerung von Toxinen in das Bindegewebe der Haut. Damit diese Gifte das Gewebe möglichst wenig schädigen, wird bei manchen Menschen mit guter Konstitution Wasser in das Bindegewebe eingelagert. Die Haut quillt auf, das Gesicht wird etwas rundlicher, der (meist junge) Mensch sieht eventuell pausbäckig und gesund aus, ist aber bereits etwas geschädigt. Reicht die Giftverdünnung nicht mehr aus, werden die elastischen Fasern des Bindegewebes (kontraktile Fibrillen) mehr und mehr geschädigt.

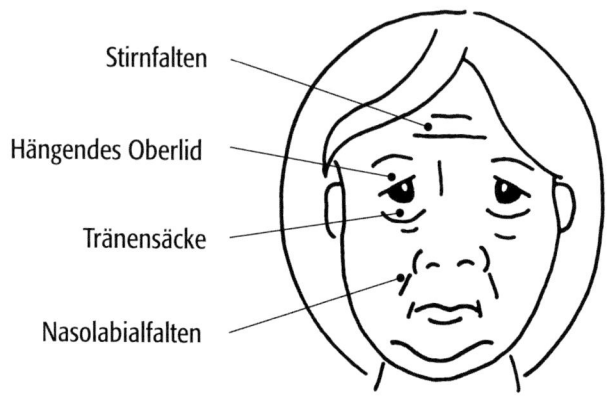

Zahlreiche Veränderungen im Gesicht zeigen die Toxin-Einwirkung an.
Abb.: Christine Schikora

Das Hautgewebe erschlafft, weil die Elastizität nachlässt. Die elastischen Fasern verkümmern und sind nicht mehr in der Lage, die Spannung der Haut zu erhalten. Nun entstehen aufgrund verschiedener Muskeln im Gesicht die unterschiedlichen Falten.

Dabei spielt natürlich auch der psychische Faktor eine wichtige Rolle, weil aufgrund der seelischen Grundhaltung bestimmte Muskeln mehr oder minder beansprucht werden. Die Lachmuskeln an Mund und Augen sind andere Muskeln als die angespannten Muskeln bei einem verbissenen oder ängstlichen Menschen. So spiegelt auch der Gesichtsausdruck die seelische Verfassung wider.

Grundlage der Faltenbildung sind trotzdem die bereits vorher genannten Toxine. Diese kommen zwar gemäß den Forschungen von Dr. Mayr meist aus dem Darm. Aber auch viel Sonne, Wind, Wasser und Kälte können zu einer Schädigung der elastischen Fasern führen, wie z.b. bei einem „wettergegerbten Seemannsgesicht".

a) Die Stirnfalten

Diese können quer und längs verlaufen, abhängig von den (psychisch) besonders beanspruchten Muskeln. Während die kurzen Längsfalten über der Nase mehr dem Ärger und Zorn zugeordnet werden, haben die längeren Querfalten oberhalb der Augen wohl eher mit Nachdenken, Sorgen und Grübeln zu tun.

Die Veränderungen um die Augen: Hängende Oberlider treten auf durch Erschlaffung der Oberlid-Muskulatur und eventuell Einlagerung von Wasser. Hängende Unterlider (Tränensäcke) sind deutliche Zeichen der Bindegewebserschlaffung in einem von Natur aus besonders empfindlichen Gebiet.

Deswegen sehen wir schon bei Kindern oder auch bei Übermüdung sogenannte „Augenringe", die zwar auf eine Nierenschwäche zurückgeführt werden, aber sicherlich eher mit allgemeiner Toxin-Einlagerung und Lähmung der elastischen Fasern zusammenhängen, wobei anfangs die Lähmung durchaus vorübergehend sein kann. Deswegen können diese Zeichen bei entsprechender Erholung auch wieder verschwinden.

Die sogenannten „Lachfalten" an den seitlichen Augenwinkeln sind wiederum auf die besondere Beanspruchung der entsprechenden Lachmuskulatur zurückzuführen. Sie sind zwar ein angenehmes Zeichen, weisen jedoch trotzdem auf die Grundschädigung hin.

b) Die Naso-Labial-Falten

Diese ziehen von den seitlichen Nasenflügeln zu den Mundwinkeln und werden deswegen auch obere Mundwinkelfalten genannt. Im allgemeinen Sprachgebrauch sprechen wir auch von Magenfalten, weil besonders Magenkranke dort frühzeitig und ausgeprägt eine Faltenbildung aufweisen. Wir sind dabei schon wieder bei den Aussagen Dr. Mayrs, dass überwiegend Probleme des Verdauungstraktes zu der Faltenbildung beitragen.

Wichtig bei der unterschiedlichen Faltenbildung sind bestimmte Muskeln, die mit der Haut fest verwachsen sind. Wir denken dabei besonders an Grimassen, bei denen wir vielfältige künstliche Falten erzeugen können, die Gott sei Dank von allein wieder verschwinden. Wir sehen aber dabei ganz deutlich, welche Hautteile mit den Muskeln verwachsen sind.

Denn die Zahl unserer verschiedenen Grimassen ist beschränkt, entsprechend den Ansatzpunkten der Muskulatur. Die Haut ober- und unterhalb der Muskel-Fixationspunkte wird bei Einlagerung von Toxinen schlaffer und sinkt der Schwere entsprechend nach unten. Dadurch entstehen aus den anfangs oberflächlichen Falten oft tiefe Rinnen.

Neben der oberen Mundwinkelfalte gibt es noch eine untere Mundwinkelfalte, die vom Mundwinkel beiderseits zum Kinn herunterzieht. Für diese Falte gilt natürlich das Gleiche wie gerade geschrieben. Es handelt sich fast immer um Allgemeinstörungen, die sich lokal auswirken.

c) Die Hamsterbäckchen

Die sogenannten „Hamsterbäckchen" beiderseits am mittleren Unterkiefer sind ein besonders gutes Zeichen der Erschlaffung der Haut und des Absinkens nach unten aufgrund gelähmter elastischer Fasern und der Wirkung der Schwere. Wir haben dort weniger Muskelansatzpunkte, so dass meist keine Faltenbildung entsteht. Vielmehr sinkt das Gewebe entsprechend der Schwerkraft nach unten.

Mit Hilfe einer Darmerholungskur (z.B. der Mayr-Kur) lassen sich auch solche Veränderungen zurückbilden. Es kommt nur auf Dauer und Konsequenz der Kurbehandlung an.

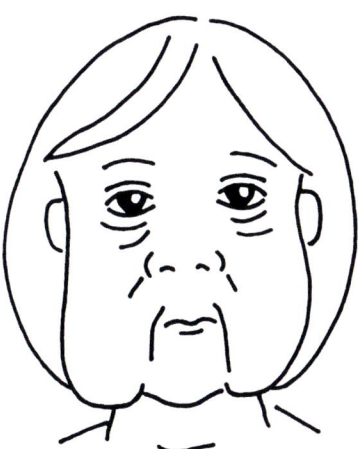

Hamsterbäckchen entstehen durch Wassereinlagerungen. Aufgrund der Schwere sinken sie nach unten. Abb. Christine Schikora

Neben den oben geschilderten Veränderungen gibt es noch Menschen, die von der Anlage her oft keine Möglichkeit zur Wassereinlagerung und Verdünnung der Giftstoffe haben. Bei denen sieht dann das ganze Gesicht eher spitz aus. Die Haut liegt an der Nase, den Jochbeinen, den Wangen- und Kieferknochen eng an und hat eine verminderte Beweglichkeit. Hier besteht schon ein weit fortgeschrittenes Stadium der Atrophie, des Gewebeschwundes.

Die elastischen Fasern sind noch stärker reduziert als bei den vorher genannten Erscheinungen, eine Quellung der Haut ist nicht mehr möglich. Dieses Bild tritt überwiegend im Greisenalter, gelegentlich aber auch in jüngeren Jahren auf. Es ist immer ein ernster Hinweis auf eine tiefgreifende Gesundheitsschädigung.

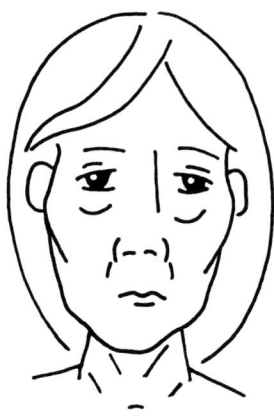

Ein atrophisches Gesicht tritt überwiegend im fortgeschrittenen Alter auf.
Abb.: Christine Schikora

4. Hautkrankheiten im Gesicht
(und zum Teil auch an anderen Körperteilen)

a) Akne vulgaris

Die Akne tritt erst in der Pubertät und nur im Gesicht, am Hals und Oberkörper auf. Es ist eine Störung, die eng mit der Hormonentwicklung in
der Jugend, der sogenannten Pubertät, zusammenhängt. Aber die Pubertät
allein kann es nicht sein, da sonst fast alle Jugendlichen davon betroffen
wären. Es müssen also noch wesentliche Zusatzfaktoren dazukommen.

Nach naturheilkundlicher Auffassung ist eine Hauterkrankung fast immer
auch eine Ausscheidung von Stoffen, die der Körper auf anderem Wege
nicht ausscheiden konnte, also eine Art „körpereigene Ausscheidungs-
therapie". So muss man auch die Akne als einen Versuch des Körpers
ansehen, belastende Stoffe (sog. Giftstoffe) auf diese Weise loszuwerden.
Wenn man in der Lage ist, eventuell mit ärztlicher Hilfe, die anderen Aus-
scheidungswege zu öffnen (Darm, Leber, Niere), dann wird der „Aus-
scheidungsweg Haut" nicht mehr benötigt.

Die Stoffe, die unseren Körper hauptsächlich belasten, kommen, wie vorher bereits mehrfach geschildert, hauptsächlich dadurch zustande, dass
unser Darm nicht alle zugeführte Nahrung richtig verarbeiten kann. Wir
dürfen also nur die Menge in der richtigen Form und der richtigen Zusammensetzung essen, die unser Darm gerade noch bewältigt. Wir dürfen ihn nicht überstrapazieren. Natürlich sind bei den Menschen auch die
Verdauungskräfte unterschiedlich stark, genauso wie die Muskelkräfte.
So müssen unsere individuellen Fähigkeiten und Stärken auch in diesem
Bereich immer berücksichtigt werden.

Durch Gärung und Fäulnis entstehen Giftstoffe, die entweder auf natürlichem Wege oder, wenn das nicht ausreichend funktioniert, über die Haut ausgeschieden werden können. Natürlich kann die Belastung durch Amalgam oder andere Gifte verstärkt werden. Ich denke dabei besonders an die Dioxin-Akne, wie sie nach dem Giftunfall von Seveso 1978 bei vielen Betroffenen auftrat.

Trotzdem bleibt der Darm aufgrund unzureichender Verdauung unserer Nahrung der Hauptentstehungsort der körpereigenen Giftstoff-Belastung. Die Therapie mit Hormonen (Pille) oder Antibiotika bei betroffenen Jugendlichen stellt aus dieser Sicht natürlich keine Ursachenbehandlung dar und ist deswegen auch durchaus fragwürdig.

Die Frage, warum bei der Akne nur die obere Körperhälfte betroffen ist, konnte bisher nicht beantwortet werden. Möglicherweise liegt es daran, dass das Kind im Mutterleib meist in Kopflage mit dem Kopf nach unten liegt. Wenn nun auch das sog. Fruchtwasser schon belastet ist, z.B. durch Krankheit oder Abwehrschwäche der Mutter, dann kann sich diese Belastung natürlich auch leicht auf das ungeborene Kind übertragen, und zwar aufgrund der Schwerkraft mehr im unteren Teil, wo Kopf und Brust liegen, als im oberen Teil. Ob diese Theorie richtig ist, müsste durch längerdauernde exakte Untersuchungen der Geburtslage und einer eventuell später auftretenden Akne untersucht werden. Zumindest bietet diese Theorie eine plausible Erklärung.

b) Neurodermitis oder atopisches Ekzem

Die Neurodermitis ist im Allgemeinen eine generalisierte Hauterkrankung. Allerdings sind häufig Ellen- und Kniebeugen bevorzugt, manchmal aber auch hauptsächlich Gesicht und Hände betroffen, manchmal nur Hals und Rumpf.

Bei Säuglingen und Kleinkindern findet man des Öfteren eine krankheitsfreie Zone im Windelbereich, ein Zeichen dafür, dass man mit Harnstoffsalben eventuell helfen kann (Harnstoff ist im Urin in reichlicher Menge vorhanden).

Die Ursache der Neurodermitis liegt wohl eindeutig in Nahrungsmitteln begründet. An erster Stelle stehen hier Kuhmilchprodukte, Weizen, Hühnerei und Zucker – alles Nahrungsmittel, die wir fast täglich zu uns nehmen. Häufig sind auch Nüsse und Zitrusfrüchte sowie eine Vielzahl von Nahrungsmittel-Zusatzstoffen mitbeteiligt. Das Spektrum der in Frage kommenden Auslöser ist wohl unüberschaubar und kann nur durch genaueste Diagnostik herausgefunden werden. Wir setzen deswegen bei uns neben der unerlässlichen Bioresonanz-Diagnostik immer auch den Muskeltest (Kinesiologie[9]) ein.

Mit Hilfe dieser beiden Verfahren gelingt es fast immer, die Vielzahl der auslösenden Stoffe (d.h. Nahrungsmittel) zu finden, die dann auch für einen Zeitraum von einigen Wochen bis Monaten aus der Nahrung eliminiert werden müssen. Ohne die auslösenden Stoffe zu meiden, gibt es keine dauerhafte Besserung und schon gar keine Heilung.

Die genaueste Diagnostik in Bezug auf krankheitsauslösende und krankheitsunterhaltende Nahrungsmittel, einschließlich der Nahrungsmittel-Zusatzstoffe ist also unerlässlich. Dies ist mit den üblichen Allergietests wie „Rasttest", „Pricktest" oder Blutuntersuchung, nicht möglich. Nach unseren Erfahrungen sind sämtliche derartigen Allergieuntersuchungen fehlerhaft oder unvollständig und deswegen nur in geringem Maße aussagefähig. Nur der Bioresonanztest in Verbindung mit einem oft wiederholten Muskeltest bringt auf längere Sicht die nötige Klarheit und damit auch die Möglichkeit der Ausheilung.

Wir bringen unseren Patienten oder (bei Kleinkindern) den Familienangehörigen den Muskeltest bei, sodass sie selbst in der Lage sind, sich zu testen. Dadurch stehen sie ihrer Krankheit nicht mehr hilflos gegenüber, sondern können oft sehr schnell herausfinden, welche Nahrungsmittel vertragen werden oder schädlich sind.

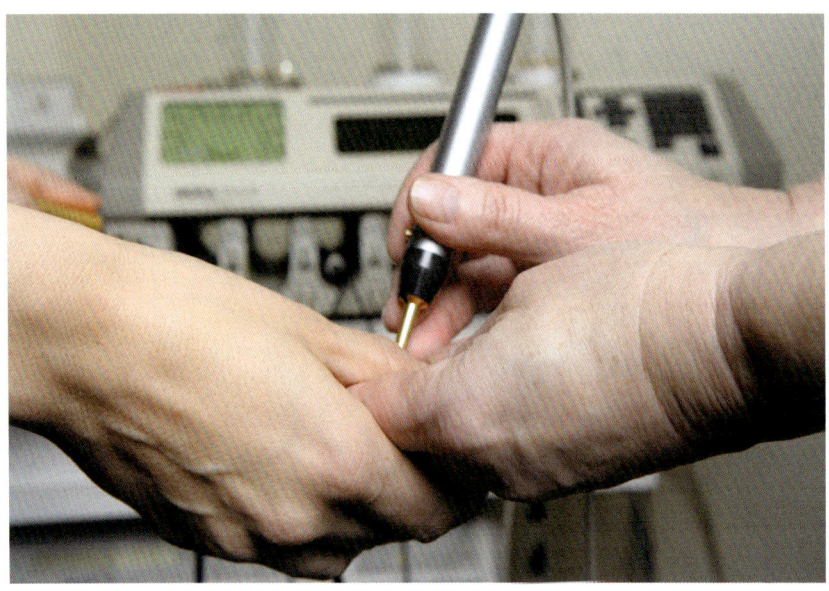

Bioresonanz-Diagnostik zur Erkennung von Nahrungsmittelunverträglichkeiten.
Foto: Matthias Hoch

Ohne Nahrungsmitteltestung und Vermeiden der jeweiligen schädlichen Nahrungsmittel gibt es normalerweise keine Heilung der Neurodermitis und häufig auch keine wesentliche Besserung durch andere Maßnahmen. Sicherlich sind Sonne und Salz (z.b. am Toten Meer) häufig gute Therapiemöglichkeiten. Sie wirken aber nur von außen (allerdings ohne Nebenwirkungen), während die Neurodermitis von innen behandelt werden muss.

Die Neurodermitis hat häufig eine genetische Grundlage, d.h., sie tritt familiär gehäuft auf. Bei entsprechender Ernährungsweise (also Meiden der auslösenden Nahrungsmittel) wird diese Krankheitsbereitschaft aber deutlich gemindert, so dass oft später fast alle oder sogar alle Nahrungsmittel in geringen Mengen wieder vertragen werden. Der Kranke ist also nicht vollständig von der üblichen Gesellschaft ausgeschlossen. Er muss sich allerdings wohl lebenslang etwas zurückhalten und diszipliniert leben.

Fallbeispiel:

Die damals 60-jährige Patientin erkrankte ein Jahr zuvor an einem Uterus-Carcinom. Sie wurde operiert, auf eine Strahlentherapie und eine Chemotherapie konnte vorerst verzichtet werden. Zu mir kam die Patientin aber nicht wegen der Krebserkrankung, sondern weil sie seit mehr als drei Monaten an einem nässenden Ekzem des ganzen Körpers mit ausgeprägtem Juckreiz litt. Sie hatte Arme und Beine bandagiert und musste täglich ein- bis zweimal die Wäsche wechseln, weil die offenen Stellen des Ekzems ständig ein gelb-blutiges Sekret absonderten.

Natürlich war sie schon bei verschiedenen Hautärzten gewesen. Diese hatten auch Salben, besonders Cortisonsalbe, verordnet. Gebessert hatte sich allerdings nichts – das Ekzem, das Nässen und der Juckreiz blieben genauso wie vorher. Es war zwar keine gefährliche, aber eine überaus lästige Erkrankung.

Wir führten unsere allgemeine Entschlackungs- und Aufbautherapie durch. Unsere Patientin musste zuerst ihren Schlafplatz untersuchen lassen (bei Krebs liegt fast immer eine geopathische Störung, eine sog. „Wasserader", vor). Danach musste sie ihr Bett auf einen neutralen Platz stellen. Inzwischen begannen wir mit unserer entschlackenden Kombinationsbehandlung, das sind ansteigende Fußbäder, Fußreflexzonen-Massagen, Bachblüten, homöopathische Kombinationsmittel und Bioresonanztherapie. Bei dieser Patientin war allerdings das Krankheitsbild völlig therapieresistent. Selbst nach acht Behandlungen innerhalb von vier Wochen sah sie noch genauso bemitleidenswert wie am Anfang aus.

Sie nässte an allen Ecken und Enden und brauchte dauernd neue Wäsche und neue Bandagen. Unsere ganze bisherige Therapie hatte versagt, zumindest hinsichtlich des Haupttherapie-Zieles, der Verbesserung des Ekzems.

Mit einem zweiten Test, dem kinesiologischen Muskeltest[9], prüften wir nun erneut alle Lebensmittel, die die Patientin essen wollte. Wir ließen sie ihren Kühlschrank ausräumen und alles, aber wirklich alles, was sie zu Hause aß, mitbringen. Dazu auch Seife und die Waschmittel, die sie zu Hause benutzte, zum Ausschluss einer Kontaktallergie.

Es war interessant, dass unsere Patientin alles vertrug, was in ihrem eigenen Garten gewachsen war. Aber fast alle Nahrungsmittel, die gekauft waren, wurden nicht vertragen. Dazu zählten alle Wurstsorten, alle Joghurtsorten, Schinken, Käse, Kuchen, Kekse und viele andere. Schon vorher hatten wir über das Bioresonanzverfahren herausgefunden, dass Weizen, Weizenprodukte, Kuhmilch, Zucker und Hühnerei nicht vertra-

gen wurden. Die anfänglichen Nahrungsmittel zu meiden war unserer Patientin bereits sehr schwergefallen. Aber auf alle anderen Esswaren zu verzichten, das trieb sie fast in eine Panik.

Trotzdem machte sie weiterhin tapfer mit, hielt sich an Kartoffeln und Gemüse aus dem eigenen Garten, etwas Roggenbrot, Butter und Rinderbraten. Und siehe da – das Wunder geschah. Sobald die Patientin sich konsequent an diese strenge Ernährungseinschränkung hielt, ging es ihr besser. Kleine Fehler merkte sie sofort an einer Verschlechterung der Haut. So wurde sie bald sehr genau in der Einhaltung ihrer Diät. Bereits nach zwei Wochen war die Haut deutlich besser, nach sechs Wochen war sie fast völlig in Ordnung. Man sah nur an einer gewissen Rauigkeit und einzelnen kleinen Flecken, dass dort einmal ein hochgradiges generalisiertes Ekzem gewesen war.

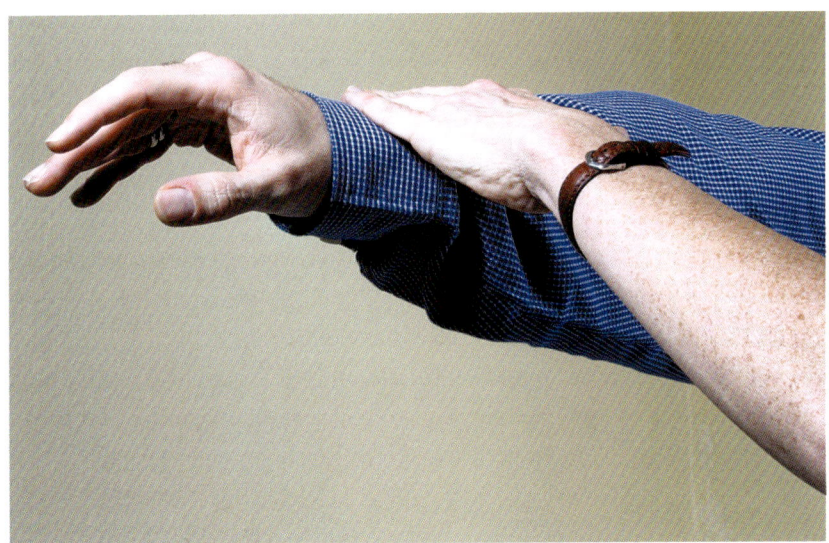

Der kinesiologische Muskeltest ist ein diagnostisches Universalmittel.
Foto: Matthias Hoch

Die Haut blieb in der Folgezeit in Ordnung. Nach einem halben Jahr sagte mir die Patientin, dass sie jetzt schon wieder ein kleines Stück Kuchen essen könne. Beim zweiten Stück merke sie aber sehr schnell wieder einen Juckreiz, der sie daran erinnere, dass sie zwar symptomlos, also ohne Ekzem, aber keineswegs gesund sei. Im Laufe der Jahre besserte sich ihr Befinden weiter. Nach fünf Jahren meinte sie, dass sie alles essen könne, aber natürlich weiterhin vorsichtig sei. Danach habe ich nichts mehr von ihr gehört.

Der Abschnitt über die Neurodermitis ist etwas länger als die anderen geworden. Ich habe ihn aber bewusst so ausführlich gehalten, weil die Not auf dem Gebiet der Neurodermitis-Behandlung so groß ist. Es gibt inzwischen aber eine gute Hilfe. Mit konsequenter Einnahme der bekannten Mikronährstoffpräparate „Juice Plus"[®10], bestehend aus insgesamt 27 Gemüse-, Obst- und Beerenkonzentraten, gelingt es, das allgemeine Gesundheitsniveau erheblich zu steigern. So werden nicht nur alle Organe in ihrer Funktion gestärkt, sondern auch besonders die Durchblutung der Haut so verbessert, dass dieses Krankheitsbild verschwinden kann. Eine Einnahme der Präparate über viele Monate ist dabei allerdings erforderlich.

Die Ursache der Neurodermitis liegt sicherlich in den vielfältigen Veränderungen unserer Ernährung. Besonders die industrialisierten Nahrungsmittel dürften dabei eine große Rolle spielen. Aber auch die Frage der Impfungen mit einer vermutlichen Minderung der Gesamt-Immunleistung sowie der Einfluss von chemischen Stoffen in Nahrungsmitteln müssten noch viel genauer erforscht werden.

Eine Sonderform der Neurodermitis (auch atopisches Ekzem genannt) ist das sog. retro-aurikuläre Ekzem, das nur hinter den Ohren auftritt und im Kindesalter recht häufig ist. Neben der Austestung von Nahrungsmittelallergien und strenger Vermeidung der gefundenen Nahrungsmittel hilft recht häufig eine einfache Zinksalbe, z.B. Penatencreme®. Damit lässt sich diese lästige Störung fast immer beseitigen.

c) Rosacea (s. auch den Abschnitt über Gesichtsfarben)

Diese Krankheit betrifft hauptsächlich die Nase, gelegentlich auch Stirn und Wangen. Es handelt sich um eine auffallende Rötung, zum Teil mit einer geringen Einfärbung von lila. Das Gewebe ist etwas geschwollen, die Hautporen sind oft vergrößert.

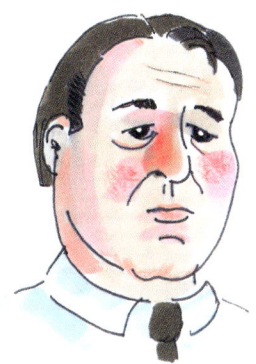

Rosacea (Schnapsnase), häufig ausgelöst durch dauernde Darmgärung
aufgrund des großen Konsums von Rohkost und Vollkorn-Ernährung.
Abb.: Christine Schikora

Gelegentlich sind auch Eiterpickel vorhanden. Im Volksmund heißt diese Erscheinung auch „Schnapsnase", da das Auftreten bei lang andauerndem, reichlichem Alkoholgenuss nicht selten ist. Die Krankheit kann jedoch auch bei Menschen auftreten, die überhaupt keinen Alkohol zu sich nehmen. Trotzdem spielt auch hier der Alkohol eine Rolle.

Die Ursache der Erkrankung ist eine ausgeprägte Gärung im Darm, die bei Bier- und Weintrinkern durch lang andauernden und häufigen Genuss dieser Getränke immer wieder hervorgerufen und unterhalten wird.

Es gibt aber auch „Schnapsnasen", die ohne Alkohol eine ständige Gärung im Darm haben. Man findet darunter besonders Vegetarier, die durch Rohkost und Vollkorn-Ernährung eine dauernde Darmgärung auslösen und beibehalten. Auf die Entstehung der Gärung durch diese Art der Ernährung bin ich in meinem Artikel „Der Dünndarm – das unbekannte Organ"[7] ausführlich eingegangen.

Die Rötung entsteht durch die Lähmung der Blutgefäße in diesem Bereich, wie sie auch vorübergehend durch Wind und Kälte hervorgerufen werden kann, z.B. im Winter oder durch scharfen Wind. Bei sog. wettergegerbten Gesichtern (z.B. Seeleute, Fischer, Bauern) tritt im Laufe der Jahre oft eine Dauerlähmung dieser Blutgefäße ein, ohne dass Alkohol oder Gärung eine Rolle spielen müssen.

Warum bei dieser Art der Gärungswirkung allerdings die Nase bevorzugt befallen wird, ist mir bisher nicht klar geworden.

d) Herpes labialis (Lippenherpes)

Die Herpeserkrankung der Lippen tritt sehr häufig auf. Es ist eine Viruserkrankung, wobei diese Viren im Allgemeinen normale Bewohner der Haut sind und mit dem Menschen in Symbiose leben. Sie werden durch zusätzliche Belastungen plötzlich zu Krankheitsauslösern und führen dann zu den bekannten Bläschen und Entzündungen an den Lippen. Ähnliche, aber wesentlich seltenere Entzündungen gibt es auch an der Hornhaut der Augen sowie im Genitalbereich.

Die Krankheit tritt oft auf nach starker Sonneneinstrahlung, z.B. sog. „Gletscherbrand", aber auch nach anderen Erkrankungen, z.B. schwerer Grippe oder Lungenentzündung, und gelegentlich auch nach Genuss von Schweinefleisch. Immer ist dabei das lokale Abwehrsystem der Lippen überfordert, die als Übergangszone von Haut zur Schleimhaut anscheinend besonders empfindlich sind. Ein echter Schutz vor dieser Erkrankung ist mir nicht bekannt. Allerdings ist eine allgemeine Abwehrsteigerung durch Abhärtung und dergleichen, Salbenschutz bei Bergtouren oder sonstiger starker Sonneneinstrahlung sowie die Beachtung allgemeiner Gesundheitsregeln oft hilfreich, allerdings kein sicherer Schutz.

Auch mit den bereits bei der Neurodermitis genannten Gemüse-, Obst- und Beerenpräparaten „Juice Plus"[®10] gelingt es häufig, die Anfälligkeit für Lippen-Herpes-Erkrankungen erheblich zu reduzieren oder sogar völlig zu beseitigen.

e) Warzen und Hautverfärbungen

Nach naturheilkundlicher Auffassung sind Warzen Ablagerungen von Stoffen, die nicht ausgeschieden werden konnten. Daneben gibt es aber auch Warzen aufgrund von Viruserkrankungen, besonders an den Händen und im Genitalbereich.

Die Gesichtswarzen hängen aber wohl nicht mit Viren zusammen. Sie liegen zum Teil auf Akupunkturmeridianen, von denen einige auch über das Gesicht laufen, wie z.B. Dickdarm-, Magen-, Gallen-, Blasenmeridian. Eine Warze auf einem dieser Meridiane wird als Organschwäche dieses Organs angesehen. Da diese Warzen fast immer erst im höheren Alter auftreten, selten vor dem 25. Lebensjahr, kann man schon von einer Schwäche der verschiedenen Organe ausgehen.

Eine Beseitigung der Warzen ist eigentlich nur chirurgisch möglich. Gelegentlich hilft auch Thuja (Lebensbaum) in homöopathischer Verdünnung. Eine kausale Therapie, mit der diese Warzen zum Verschwinden gebracht werden können oder gar eine Möglichkeit, das Entstehen zu verhindern, ist mir nicht bekannt. Am besten hilft sicherlich die Erhaltung einer optimalen Gesundheit.

Bei den Hautverfärbungen handelt es sich ebenfalls um Erscheinungen, die überwiegend im Alter auftreten. Man nennt sie meist „Leber"- aber auch „Altersflecken". Hier spielt sicherlich die Überlastung der Leber, ein insgesamt geschwächter Leberstoffwechsel und dann die Ablagerung von Farbstoffen in die Haut die wesentliche Rolle. Chemisch handelt es sich um Lipofuscin, einen braungelben, fettlöslichen Farbstoff. Bei einer ausreichend langen, intensiven Mayr-Kur können die Flecken abblassen, gelegentlich sogar verschwinden. Denn die Ursache dieser Pigmente ist wohl eine Eiweißfäulnis im Darm, die selten von selbst wieder verschwindet, sondern am besten durch eine Kur beseitigt wird.

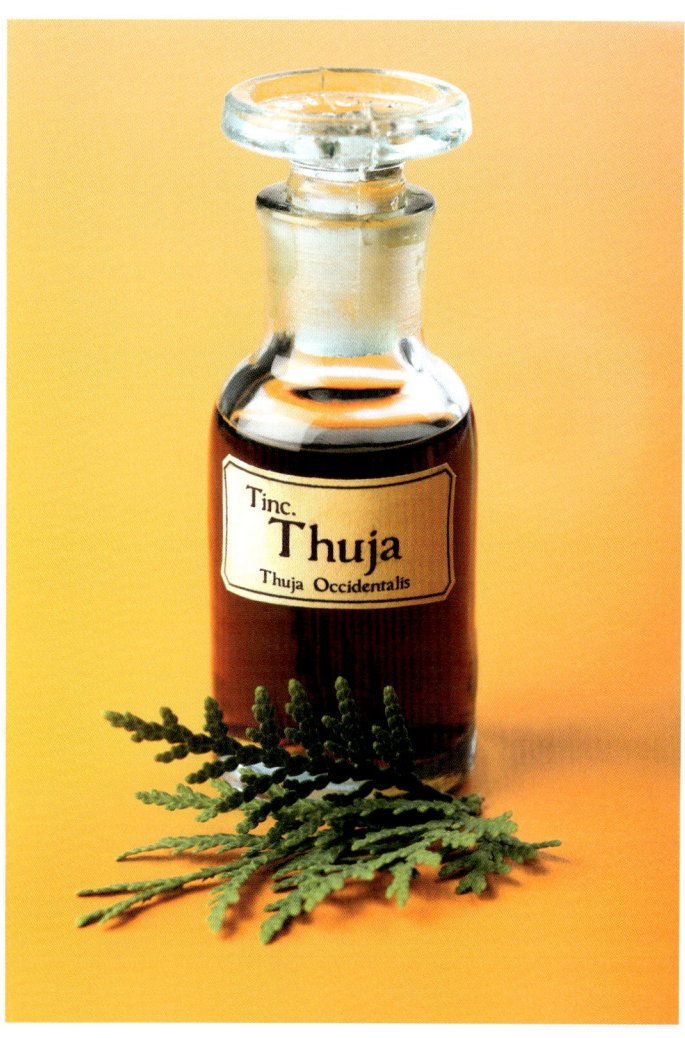

Warzen können manchmal mit Thuja-Extrakt zum Verschwinden gebracht werden. Meist hilft jedoch nur ein chirurgischer Eingriff.
Foto: Szasz-Fabian Ilka Erika, shutterstock.com

5. Haare und Haarausfall

In früheren Zeiten war das volle Haar das Zeichen des freien Mannes, zumindest bei den Germanen und später bei den Deutschen. Auch heute noch ist ein volles Haar, besonders im Alter, eine Zierde und ein Zeichen guten Aussehens. Nicht nur Frauen, sondern auch Männer legen großen Wert darauf. Inzwischen haben wir uns an den Haarausfall bei Männern so gewöhnt, dass wir es fast normal finden, wenn Männer im Alter von 30 und 40 Jahren Geheimratsecken oder einen noch stärkeren Haarverlust bis zur Glatze haben. Dabei gibt es natürlich auch die genetische Glatze, d.h. einen anlagebedingten Haarausfall, der aber oft schon vehement im Alter ab 20 Jahren einsetzt und dann in wenigen Jahren zur Vollglatze führt.

Von dieser besonderen Art des Haarausfalls ist hier nicht die Rede. Wir müssen uns aber intensiv mit dem häufigen Haarverlust jüngerer Menschen, sowohl Männer als auch in zunehmendem Maße Frauen, beschäftigen, die ohne genetische Grundlage diffus oder manchmal auch kreisförmig ihre Haare verlieren. Man spricht dann auch von einer „Alopecia diffusa" oder „areata". Eine Begründung für diesen Haarverlust wird von der Medizin, besonders den Hautärzten, selten gegeben.

Man versucht mit Tinkturen oder Haarwässern, die häufig Acetylsalicylsäure (Aspirin) oder Cortison enthalten, die bei dem Haarausfall vermutete Entzündung der Haarwurzeln zu stoppen, allerdings selten mit Erfolg. Bei der Alopecia areata (kreisrunder Haarausfall) ist in vielen Fällen gar keine Therapie notwendig, weil das Haar oft von allein nachwächst. Erst wenn einige Wochen nach Entdeckung der Störung das Haar nicht nachgewachsen ist, sollte man mit einer möglichst gezielten Behandlung beginnen.

Wenn man die Schriften von Franz Xaver Mayr studiert, die weitgehend in den Jahren 1910 bis 1930 entstanden sind, dann findet man rasch eine Antwort auf die beim Haarausfall auftauchenden Fragen. Er schreibt, dass gesundes Haar immer sauber, glatt, glänzend und elastisch ist. So finden wir die Haare auch bei den meisten Kindern und oft auch noch bei Jugendlichen. Veränderungen und Ausfall treten meist erst nach dem 20. Lebensjahr auf.

Die Qualität des Haares hängt ab von der Produktion der Haaröldrüsen in der Haarwurzel sowie der Ernährung des Haares bis in seine Spitze. Das Haar wird von der Wurzel bis zur Spitze von einem feinen Lymphstrom ernährt, der in engen Spalten und Kapillaren bis in die Haarspitze zieht. Die gesunde Lymphe ist dünnflüssig und kann trotz der Enge der Kanäle bis in die Haarspitze aufsteigen.

Eine Verunreinigung des Blutes (durch Giftstoffe) führt sowohl zu einer Verdickung des Haaröls aufgrund Belastung der Öldrüsen als auch zu einer Veränderung der Lymphe, die daraufhin dickflüssiger wird. Auf die Abhängigkeit der Lymphe vom Blut bin ich in meinem Referat „Über das Lymphsystem"[11] ausführlich eingegangen.

Wenn die Ernährung des Haares nicht mehr optimal gewährleistet ist, dann wird es anfangs eventuell fettiger und strähniger, später aber dünner, struppiger, unelastischer und spröder. Es stumpft ab, verliert seinen Glanz und wird brüchig. Eine zunehmende Verunreinigung des Blutes führt auf Dauer auch zu einer erheblichen Störung der Haarwurzel, so dass die Haare leichter ausfallen, eventuell gar nicht mehr gebildet werden, weil die Haarwurzel wahrscheinlich verödet.

Der diffuse Haarausfall beginnt auf diese Weise, der natürlich durch äußere Behandlung mit Haarwasser, Tinkturen und Haarpflege nicht gestoppt werden kann, weil es keine kausale Behandlung ist. Man muss letzten Endes erkennen, dass dem Haarausfall eine innere Störung, eine Verschlackung und die Ablagerung giftiger Produkte im Haarboden zugrunde liegen. Daraus ergibt sich natürlich auch die kausale Therapie, nämlich die Erneuerung von innen heraus durch Reinigung und Entschlackung.

Sicherlich trägt zu der oben erwähnten Störung des Haarbodens auch die sogenannte Übersäuerung bei. Wir finden heute bei sehr vielen Sportlern, bei denen durch das viele Schwitzen eigentlich keine Übersäuerung mehr vorhanden sein sollte, trotzdem einen häufig sehr frühzeitig einsetzenden Haarausfall. Möglicherweise hängt das mit der reichlichen Bildung von Milchsäure zusammen, die bei körperlicher Anstrengung entsteht und vielleicht im Bereich der Kopfhaut nicht schnell genug abgebaut werden kann.

Frauen haben aufgrund der weiblichen Hormone einen gewissen Schutz vor Haarausfall, der aber in der heutigen Zeit anscheinend nicht mehr das ganze Leben anhält, so dass etwa ab 40 Jahren besonders der diffuse Haarausfall nicht selten ist. Natürlich ist das für die meisten Frauen ein großes kosmetisches und auch psychisches Problem. Wir halten fest: Jegliche Abweichung bei Aussehen und Verhalten des Haares von dem eingangs beschriebenen Optimum ist eine Störung, die möglichst bald kausal, also über eine intensive Stoffwechselbehandlung, korrigiert werden sollte.

Äußerlich wirken alle Tinkturen und Haarwasser nur oberflächlich, wobei sich bei uns lokale Bachblütenbehandlungen, wie sie der Hanauer Heilpraktiker Krämer[12] empfiehlt, noch am besten bewährt haben, besonders beim kreisrunden Haarausfall. Wir begleiten diese Lokalbehandlung allerdings auch immer mit einer allgemeinen Stoffwechseltherapie, möglichst im Sinne einer intensiven Darmreinigung und Darmsanierung und haben dadurch doch eine Vielzahl eindrucksvoller Erfolge.

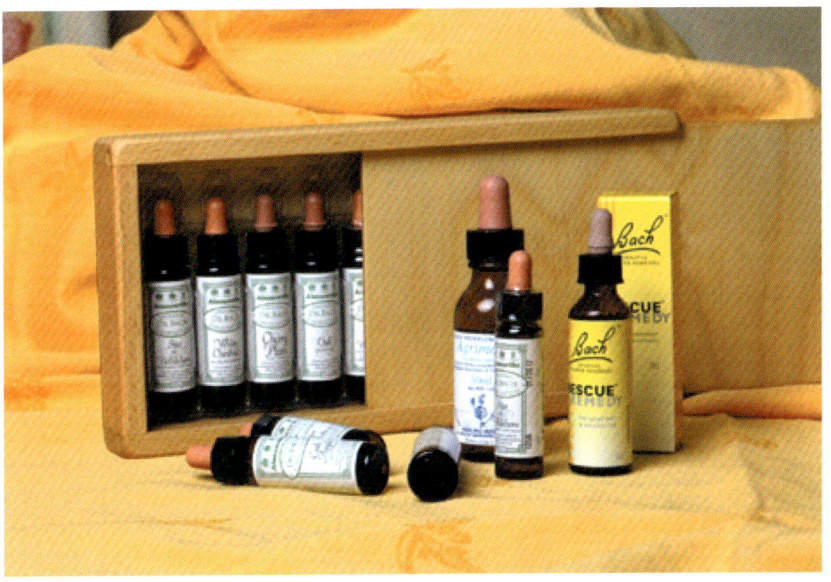

Bachblüten können dazu beitragen, Haarausfall zu stoppen.
Foto: Matthias Hoch

6. Die Augen

Augen, meine lieben Fensterlein,
gebt mir schon so lange holden Schein,
lasset freundlich Bild um Bild herein:
Einmal werdet ihr verdunkelt sein!
GOTTFRIED KELLER

Dieses wunderschöne Gedicht, das noch drei weitere Strophen hat, möge uns mit den Worten des Dichters auf die Zauberwelt hinweisen, die wir mit unseren Augen erleben dürfen. Die Augen glänzen vor Begeisterung und Lebenskraft und sind matt, wenn wir müde und krank werden. Sie sind Fenster von außen nach innen und von innen nach außen.

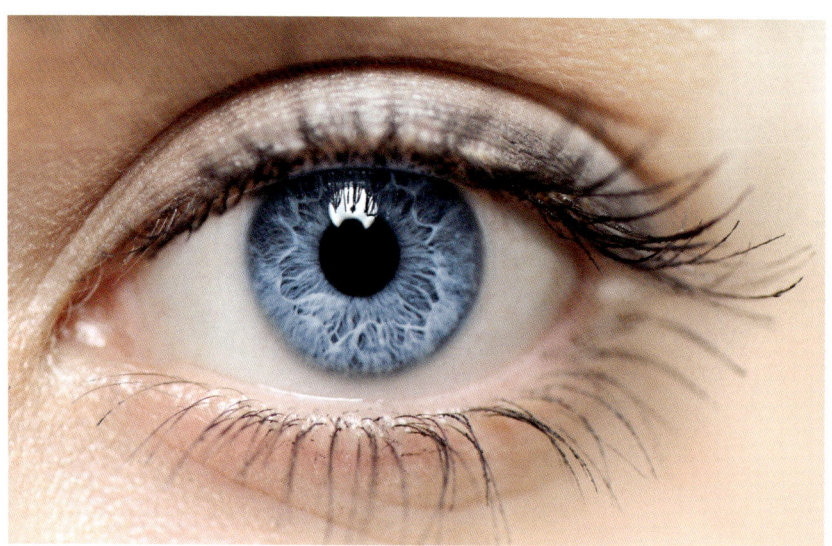

Die Augen werden oft auch als Spiegel der Seele bezeichnet: Sie leuchten, wenn es uns
gut geht, und sind matt, wenn wir müde und krank sind.
Foto: Piotr Krzeslak, shutterstock.com

Ein großes Problem unserer Zeit, auf das wir noch keine Antwort haben, ist die sogenannte Maculadegeneration. Diese ist zwar eine Spätstörung, aber in der heutigen Zeit außerordentlich wichtig. Dabei wird das zentrale scharfe Sehen mehr und mehr beeinträchtigt, so dass wir im ausgeprägten Stadium zwar noch hell und dunkel und zum Teil noch Farben sehen können, das scharfe Sehen aber, mit dem wir lesen oder etwas erkennen können, verschwindet allmählich. Da immer mehr Menschen von dieser Krankheit betroffen werden, ist es unbedingt notwendig, frühzeitig dagegen zu steuern. Denn mit dieser Krankheit werden wir zunehmend hilflos.

So sollen diese Hinweise auch helfen, die zwar nicht lebensgefährliche, aber die Lebensqualität stark beeinträchtigende Krankheit, möglichst lange aufzuschieben oder sogar zu vermeiden. Über die Maculadegeneration und verschiedene andere ernste Augenkrankheiten ist in der Reform Rundschau Mai/2003 von Dr. Karl Lehnert ein sehr interessanter Artikel erschienen[13].

Seine dort geäußerte Meinung über die Ursache der Maculadegeneration kann ich nur voll unterstützen. Das Entstehen dieser Krankheit hängt sicherlich weitgehend von unserer Lebensführung ab. Je mehr Fehler wir darin machen, desto eher entstehen chronische Erkrankungen, zu denen auch die Maculadegeneration gehört. Ich möchte diese Fehler in der Lebensführung allerdings noch etwas ergänzen:

- Ein wichtiger Teil jeglicher Störung ist der geopathisch oder elektrisch belastete Schlafplatz. Darüber gibt es inzwischen sehr viel Literatur (z.B. Käthe Bachler: „Erfahrungen einer Rutengängerin"[14] und Handbuch der Geo- und Baubiologie – ISBN 3- 9800902-0-5[15])

- Störungen im Zahn-Kiefer-Bereich: Mit gutem Grund spricht man in der Volksmedizin von den „Augenzähnen", den Eckzähnen, besonders im Oberkiefer beiderseits. Aber auch den Frontzähnen und den vordersten Backenzähnen, den „Vierern", sind anscheinend wesentliche Beziehungen den Augen zuzuordnen. Auf die Gesundheit der Zähne in Bezug auf Störungen der Augen muss intensiv geachtet werden.

- Die Störungen im Lymphabfluss am Hals und unter den Augenhöhlen werden nur selten diagnostiziert und noch seltener behandelt. Dabei hat fast jeder Mensch mit Augenstörungen auch Störungen in diesen Lymphgebieten, die unbedingt behandelt werden müssen. Auf diese Zusammenhänge bin ich in meinem Referat über das Lymphsystem[11] ausführlich eingegangen.

- Sogenannte freie Radikale wirken sich an allen Organen aus, wenn sie in erhöhtem Maße im Körper entstehen oder in ihn gelangen und dort nicht ausreichend abgefangen werden können. Mit einer gesunden Lebensweise sind heute anscheinend die vermehrt auftretenden freien Radikale nur unzureichend zu vermeiden. Freie Radikale werden besonders wirksam durch die bereits mehrfach erwähnten „Juice Plus"-Präparate[10] abgefangen. Gerade bei der Maculadegeneration, die außerordentlich schwer zu beeinflussen ist, sollte konsequent auf diese zusätzliche Therapiemöglichkeit geachtet werden. Da die Augen zu unseren besonders empfindlichen Organen gehören, machen sich die pathologischen Wirkungen der freien Radikale anscheinend dort verstärkt bemerkbar. Freie Radikale führen wohl auch vermehrt zum Grauen Star, an dem heute fast alle älteren Menschen leiden und meist operiert werden müssen. Vorbeugung ist deshalb außerordentlich wichtig.

Obwohl ich mit meinem eigentlichen Thema, den Frühzeichen der Störungen, noch gar nicht angefangen habe, sondern erst auf wichtige Spätfolgen eingegangen bin, denke ich, dass diese Hinweise sinnvoll sind, damit wir umso mehr auf die Frühzeichen achten. Wir können zwar neue Linsen durch Operation bekommen, aber nicht neue Augen. Also sollten wir frühzeitig versuchen, unsere Sehkraft zu erhalten. Nun zu den Frühzeichen:

a) Conjunctivitis (Bindehaut-Entzündung)

Die akute Conjunctivitis wird meist ausgelöst durch Wind, Rauch, Chlor (z.b. im Schwimmbad), Heuschnupfen, Staub, Verätzungen, Verblitzen (z.b. beim Schweißen ohne Gesichtsschutz), zu starke Sonneneinstrahlung, bakterielle oder virale Entzündung oder Allergien. Auch eine Nasennebenhöhlen-Entzündung kann eine Conjunctivitis auslösen. Die Behandlung erfolgt je nach auslösender Ursache meist mit entsprechenden Augentropfen oder -salben, gelegentlich auch mit einer Allgemeintherapie. Die chronische Conjunctivitis wird häufig ausgelöst und unterhalten durch eine chronische Sinusitis (Dauerschnupfen), Abflussstörungen im Lymphsystem, vor allem unterhalb der Augenhöhle, tote Zähne oder Entzündungen im Oberkieferknochen, Allergien, verminderte Tränenflüssigkeit (sogenannte trockene Augen) sowie auch durch Entzündungen infolge von Bakterien und Viren.

Die Behandlung gestaltet sich wesentlich schwieriger. Vor allem müssen die Hauptursachen gefunden und beseitigt werden. Sonst kann eine Ausheilung nicht erfolgen. Es tritt zwar in der Regel dadurch keine gefährliche Störung auf. Die Krankheit ist aber auf Dauer doch sehr lästig und vermindert die Lebensqualität.

b) Brennende und trockene Augen

Nach Zeitungsberichten sollen in Deutschland ca. acht Millionen Bürger unter dieser Störung leiden, also ca. zehn Prozent der Bevölkerung. Von Seiten der Augenärzte gibt es außer Augentropfen keine weitere Therapie. Bei unserer naturheilkundlichen Diagnostik können wir meist schnell feststellen, dass diese Störungen mit einem gestörten Lymphsystem im Hals- und Kieferbereich zusammenhängen. Allerdings reicht eine lokale Therapie nicht aus. Es muss fast immer eine Allgemeintherapie des Lymphsystems vor der Lokaltherapie erfolgen. Dann braucht man wesentlich seltener oder oft gar keine Augentropfen mehr.

Fallbericht:

Mein erster Patient, bei dem ich das Beschwerdebild der trockenen Augen behandelt habe, war ein etwa 55-jähriger Mann, der bei uns eine allgemeine Entschlackungskur durchführte. Am Ende dieser Kur berichtete er erstmals über trockene Augen und ich sagte ihm, wir könnten eine Therapie probieren, ohne dass ich wüsste, ob sie helfen würde.

Ich gab ihm deswegen Injektionen mit ausgetesteten homöopathischen Mitteln, sogenannte Störfeldbehandlungen. Zuerst wurde der vordere Hals beiderseits behandelt mit einer Mischung verschiedener homöopathischer Medikamente. Dabei werden auf jeder Seite ca. zehn bis 15 kleine Stiche direkt unter die Haut gegeben. Auf diese Weise wird der Lymphfluss des Halses wieder angeregt, so dass die Lymphe besser fließen kann. Genaueres steht in meinem Referat über das Lymphsystem[11]. Als zweiter Therapieschritt wird eine Injektion an ein Nervenzentrum unterhalb der Augenhöhle durchgeführt (sog. Ganglion sphenopalatinum), wobei ebenfalls ausgetestete homöopathische Medikamente injiziert wer-

den. Wir regen dabei das Lymphsystem unterhalb des Auges an, das eng mit den Nasennebenhöhlen sowie der Hirnanhangsdrüse, der Hypophyse, verknüpft ist.

Bei diesem Patienten war nach der ersten Behandlung ein voller Erfolg eingetreten. Er brauchte keine Augentropfen mehr und die Augen fühlten sich normal an. Erst ein Jahr später kam er zu einer zweiten Behandlung, weil die Augen wieder angefangen hatten, ein Trockenheitsgefühl zu zeigen. Als ich meinen Patienten in der Klinik von dem Behandlungserfolg erzählte, haben sich gleich mehrere zur Behandlung angemeldet. Bei vier von fünf Patienten konnte ich eine Besserung erzielen. Bei dem fünften klappte es nicht, zumal er auch nur kurze Zeit in Behandlung war.

Insgesamt ist zu sagen, dass eine solche Therapie der trockenen Augen nur dann erfolgreich ist, wenn vorher im Bereich des ganzen Körpers der Lymphstrom angeregt wurde. Das ist fast nur durch eine entsprechende physikalische Therapie, z.B. die Dauerbrause, möglich. Die Anregung durch manuelle Lymphdrainage ist meistens nicht ausreichend. Menschen allerdings, die sich viel bewegen, reagieren auf die Injektionen schneller als Menschen, die viel sitzen, wobei man davon ausgehen kann, dass der Lymphstrom bei den Vielsitzern einfach träger ist und nicht mehr richtig funktioniert.

Die Dauerbrause regt den Lymphstrom im gesamten Körper wieder an.
Foto: Matthias Hoch

c) Druckgefühl in den Augen

Ich meine nicht das sogenannte Glaukom, den grünen Star. Denn bei dieser Krankheit merkt man sehr selten eine Störung. Oft wird sie zufällig entdeckt, wenn aus einem anderen Grund eine augenärztliche Untersuchung erfolgt. Der grüne Star macht selten Beschwerden. Ein Druckgefühl in den Augen kann oft durch eine unpassende Brille hervorgerufen werden. Dabei liegt es selten an den Gläsern, weil die heutigen Untersuchungen bei Augenarzt und Optiker auf einem ganz hohen Niveau erfolgen. Aber die Brillenrahmen stören unter Umständen das sogenannte Energiefeld um die Augen, allerdings nur, wenn sie aus Metall sind. Bei kinesiologischer Prüfung mit dem Muskeltest kann leicht eine Störung des Metallbrillenrahmens nachgewiesen werden. Wird dieser Rahmen ersetzt, z.B. durch einen Horn- oder Synthetik-Rahmen, dann verschwindet oft das Druckgefühl. Ohne Muskeltest[9] ist diese Störung wohl nicht zu finden.

d) Rezidivierende Hornhauterkrankungen

durch Herpesviren müssen möglichst sofort augenärztlich behandelt werden, weil sonst erhebliche Sehschäden drohen. Daneben ist aber eine Allgemeintherapie zur Stärkung des Immunsystems und Verbesserung des Lymphabflusses dringend notwendig. Da Augenärzte von dieser Allgemeinbehandlung normalerweise keine Ahnung haben, sollte ein versierter naturheilkundlicher Arzt aufgesucht werden.

e) Kurzsichtigkeit

Diese nimmt in den letzten Jahren erheblich zu. Viel mehr Kinder als früher müssen Brillen tragen. Nach meiner Vermutung liegt es hauptsächlich an den schlechter entwickelten Nasennebenhöhlen. Durch mangelhaftes Stillen und zu weiche Dauerernährung in den ersten Lebensjahren (weiches Brot, Bananen, Apfelsinen, Süßigkeiten, sogenannte Snacks, Nudeln, gekochtes Gemüse und Kartoffeln) entwickeln sich die Ober- und Unterkiefer nicht mehr genügend. Das führt zu den häufigen Zahnfehlstellungen, unterentwickelten Nasennebenhöhlen mit Neigung zu vermehrter Entzündung, Störungen des Lymphsystems hinter den Nasennebenhöhlen und direkt unter den Augenhöhlen und damit zu einer Irritation des Augapfels. Der Zusammenhang ist zwar meines Wissens noch nicht erwiesen, die Wahrscheinlichkeit, dass diese Hypothese richtig ist, ist aber groß.

f) Glaukom, grauer Star und andere schwere Augenkrankheiten,

besonders im höheren Alter, sind in dem bereits anfangs erwähnten Artikel von Dr. Karl Lehnert ausreichend beschrieben[13]. Sie gehören auch selten zu den Frühzeichen der Augenerkrankungen.

g) Äußere Zeichen um die Augenhöhle

- **Gerstenkorn (Hordeolum):**
  Dies tritt meist nur gelegentlich auf, schmerzt aber sehr und ist deswegen unangenehm, im Allgemeinen harmlos. Es wird mit Neuraltherapie oder Apis D 30, stündlich eine Tablette oder fünf Tropfen, meist ausreichend therapiert. Es heilt aber auch ohne spezielle Behandlung.

- **Hagelkorn (Chalazion):**
  Schmerzlose Stauung der Liddrüsen, harmlos, muss aber meist mittels eines kleinen Schnittes operiert werden.

- **Hängendes Oberlid:**
Schwäche der Lidmuskulatur aufgrund von Einlagerung von Giftstoffen. Beseitigung sicherlich nur durch intensive Entschlackungskuren möglich. Davon abzugrenzen ist die sogenannte Myasthenia gravis, die sich gelegentlich auf die Augenmuskulatur beschränken kann. Diese Erkrankung gehört in eine fachärztliche Behandlung.

- **Tränensäcke:**
Sie sind das ausgeprägte Zeichen einer Verschlackung. Darauf bin ich in dem Abschnitt über Gesichtsfalten schon ausführlich eingegangen. Zum gleichen Problemkreis gehören auch die:

- **Augenringe:**
Sie sind das Frühzeichen der späteren Tränensäcke und sollten uns darauf aufmerksam machen, dass der Körper und besonders der Darm Ruhe und Erholung sowie Ausheilung brauchen. Dann verschwinden auch die Augenringe und das spätere Auftreten der Tränensäcke verzögert sich.

- **Lipoidablagerungen in Ober- und Unterlid:**
Fettablagerung, meist familiär gehäuft. Harmlos, nur kosmetische Belastung, kann nur operativ entfernt werden. Häufige Rezidive.

- **Tränenstraße:**
Am äußeren Augenwinkel findet man häufig eine geringe bräunliche Verfärbung, meist an einer Seite stärker als auf der anderen. Diese entsteht aufgrund nächtlicher Absonderung von Tränenflüssigkeit, mit der gleichzeitig Schlackenstoffe ausgeschieden werden. Die Seite, auf der der Mensch nachts häufiger liegt, ist dunkler, weil dort mehr Tränenflüssigkeit entlangläuft.

h) Irisfarben und Iriszeichen

Die Bedeutung der Iris für die medizinische Diagnostik ist zwischen der Naturheilkunde und der Schulmedizin sehr umstritten. Beide Seiten haben für ihren jeweiligen Standpunkt wichtige und ernstzunehmende Argumente. Ich persönlich beziehe die Iriszeichen bei fast allen meinen Patienten in meine Gesamtbeurteilung mit ein, berücksichtige dabei aber auch die Grenzen der Irisdiagnostik.

Wer Näheres darüber wissen möchte, kann den Sonderdruck meiner Veröffentlichung „Die Zeichen im Auge richtig deuten"[16] kostenlos herunterladen (Adresse s. Literatur-Angaben). Fazit des gesamten Abschnittes über die Augen: Wer auf die o.g. Frühzeichen achtet, die Hinweise ernst nimmt und entsprechend vorbeugend handelt, kann sich im Allgemeinen viel Leid und Beschwerden, besonders mit zunehmendem Alter, ersparen. Wehret den Anfängen!

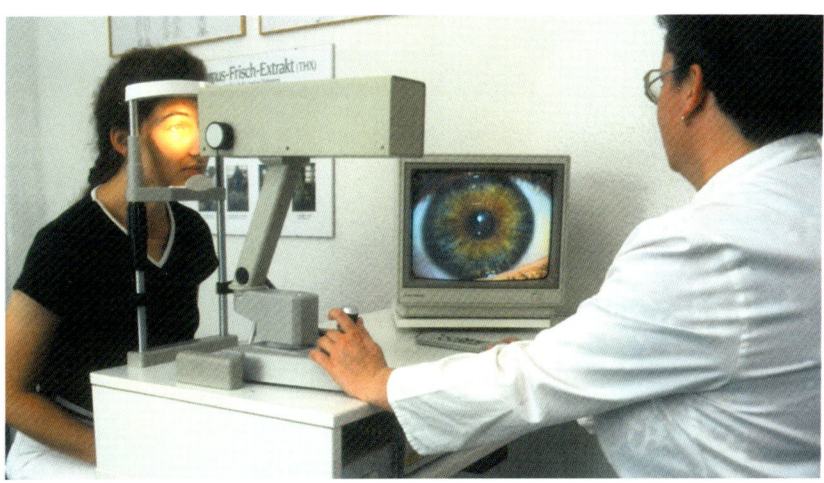

Die Irisdiagnostik kann eine gute Ergänzung der Gesamtdiagnostik sein.
Foto: Schlosspark-Klinik Dr. von Rosen

7. Nase und Ohren

Bei fast allen Störungen und Krankheiten des Kopfes, also auch bei Nase und Ohren, kann man Lymphabflussstörungen im Hals und hinter den Nasennebenhöhlen diagnostizieren (s. mein Artikel „Über das Lymphsystem"[11]). Ohne die Beachtung dieser Zusammenhänge tut man sich mit einer erfolgreichen Behandlung aller Kopfkrankheiten, auch der von Nase und Ohr, sehr schwer, besonders wenn diese chronisch sind und immer wieder auftreten.

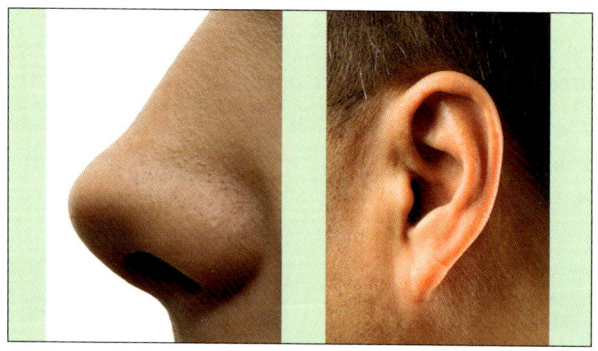

Erkrankungen an Nase und Ohren treten oft immer wieder auf,
was an Störungen des Lymphabflusses liegen kann.
Fotos: Schankz, Gang Liu, shutterstock.com

a) Rachenmandeln

Im Kleinkindalter findet man häufig Wucherungen der Rachenmandeln oder Adenoide. Sie sitzen am Ausgang der Nasenöffnung zur Mundhöhle und werden oft operativ entfernt, weil sie die Nasenatmung behindern und aus diesem Grunde auch die Ursache wiederholter Ohrenentzündungen sein können.

Rachenmandeln sind lymphatisches Gewebe, also auch die Adenoide. Sie vergrößern sich relativ häufig, weil sie eine Abwehrfunktion haben. Sie reinigen die Lymphe der Nasenschleimhaut und sind besonders aktiv, wenn ein Kind viel Schnupfen hat. Der häufige Schnupfen wiederum hängt oft mit Nahrungsmittelunverträglichkeiten zusammen, besonders mit dem Verbrauch von Kuhmilch und Kuhmilchprodukten. Kuhmilch wird auch in den meisten Säuglingsnahrungen verwendet. So hängt die Adenoidbildung sowohl mit einer starken Reaktion des lymphatischen Gewebes als auch mit einer relativen Unverträglichkeit von Nahrungsmitteln, besonders Kuhmilch, zusammen.

Eine ursächliche Therapie müsste eigentlich diese Verbindungen berücksichtigen und nicht einfach die Rachenmandeln herausoperieren, weil sie aufgrund früherer Schädigungen vergrößert sind. In Naturheilkundekreisen sind diese Zusammenhänge zwar bekannt, sie werden aber viel zu wenig berücksichtigt, weil es schwierig ist, die Folgerungen den Eltern der kleinen Patienten klarzumachen und eine entsprechende Änderung der Lebensweise durchzusetzen.

b) Schnupfen

Viele Kinder und auch Erwachsene leiden heutzutage unter Schnupfen. Das zeigt uns schon der häufige Gebrauch der Taschentücher. Ein Schnupfen ist immer ein Ausscheidungsprozess. Deswegen ist er nicht nur negativ zu sehen, sondern zeigt auch an, dass der Organismus noch zu einer Ausscheidung von Krankheitsstoffen in der Lage ist. Aus diesem Grunde sollte man sich auch nicht unbedingt darum bemühen, den Schnupfen durch Nasentropfen zu hemmen. Denn damit hemmt man auch die Ausscheidungsbemühungen des Organismus. Nur wenn andere schwerer wiegende Störungen (Atemnot, Schlafstörung, Mittelohrentzündung u.a.) durch den Schnupfen ausgelöst werden, ist nach meiner Meinung eine Nasentropfentherapie angebracht.

c) Nasennebenhöhlen

Schnupfen entsteht aufgrund einer Abwehrschwäche. Diese ist immer abhängig von der Darmfunktion, weil in der Darmschleimhaut 70 bis 80 Prozent aller Immunzellen gebildet werden. Wenn also der Darm optimal in Ordnung ist, dann gibt es auch vermutlich keinen langwierigen oder Dauerschnupfen. Zusätzlich gibt es enge energetische Verbindungen zwischen dem Magen-Darm-Trakt und den Nasennebenhöhlen, da Magen- und Dickdarmmeridian der Akupunktur die Zonen der Nasennebenhöhlen berühren.

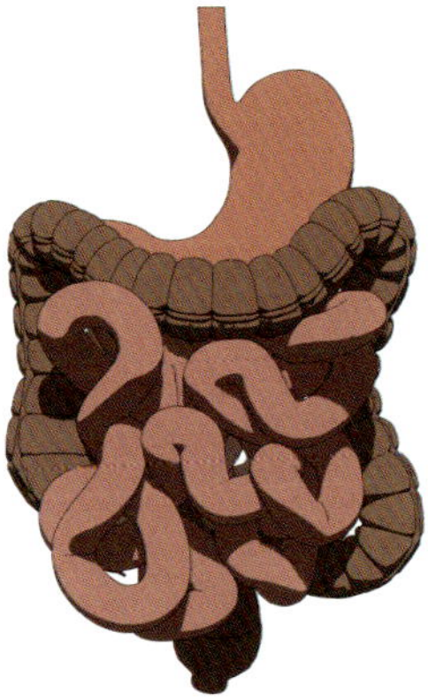

Störungen im Magen-Darm-Trakt wirken sich im ganzen Körper aus, so etwa auf das Immunsystem oder die Nasennebenhöhlen.
Abb.: Sebastian Kaulitzki, fotolia.de

Wir müssen bei Auftreten von Krankheiten der Nase also auch die Behandlung der Verdauungsorgane mit einbeziehen. Aufgrund der heutigen Lebensweise bleiben die Nasennebenhöhlen häufig etwas unterentwickelt. Wir Zivilisationsmenschen, auch Kinder und Jugendliche, essen weitgehend nur noch weiche Nahrung. Viele Kinder werden nicht gestillt, sondern erhalten Flaschenkost. Unter- und Oberkiefer werden bei einer solchen Ernährung nicht genügend beansprucht und können sich nicht optimal entwickeln.

Daraus resultiert die Zahnfehlstellung bei vielen Kindern (s. später den Abschnitt über die Zähne) und die ungenügende Entwicklung der Nasennebenhöhlen. Die Lufträume in den Kiefer-, Siebbein- und Keilbeinhöhlen werden nicht groß genug ausgebildet. Es gibt dort eher einen Sekretstau und es kommt leichter zu Entzündungen. Die Muscheln in der Nase stehen dann zu eng und es gibt auch eventuell Verbiegungen der Nasenscheidewand. Mittels Muschelkaustik, Fensterung und Operation der Nasenscheidewand (Septum-Op.) versucht man, den Schaden zu verringern. Wenn erst einmal enge Nebenhöhlen entstanden sind, dann ist eine solche Operation auch völlig richtig.

Der Fehler liegt vorher, nämlich im Essen weicher Kost, besonders im Kindesalter, ohne dass die Kiefer gezwungen werden, ordentlich zu kauen. Immerhin ist der große Kaumuskel am Unterkiefer (musculus masseter) der kräftigste Muskel des menschlichen Körpers. Unser Schöpfer hat sich sicherlich etwas dabei gedacht, als er diesen Muskel so stark werden ließ. Da das Wachstum der Nasennebenhöhlen im Jugendalter weitgehend abgeschlossen ist, kann später eine natürliche Korrektur kaum noch stattfinden. Deswegen ist das Kauen harter Nahrung im Kindesalter so wichtig (hartes Brot, rohe Mohrrüben, Äpfel u.a.).

Ein weiteres wichtiges Kapitel ist die Verbindung der Nasennebenhöhlen mit der Hirnanhangsdrüse, der Hypophyse. Diese sitzt hinter der Nasenwurzel direkt über der Keilbeinhöhle, der hintersten aller Nebenhöhlen. Die Hypophyse ist eine außerordentlich wichtige Hormondrüse, die für die Regulation der Schilddrüse, der Geschlechtsdrüsen, der Nebennieren, des Wachstumshormons, des Wasserhaushaltes und einiger anderer wesentlicher Stoffwechselvorgänge verantwortlich ist. Man kann die Hypophyse auch als den „Steuermann des Hormonhaushaltes" bezeichnen.

Wenn nun die Nasennebenhöhlen chronisch entzündet sind (jeder Schnupfen ist eine Entzündung dieser Nebenhöhlen, eine sog. Sinusitis), dann wird auch die Hypophyse in einen Dauerreizzustand versetzt, da sie direkt an der Keilbeinhöhle anliegt. Eine Dauerreizung der Hypophyse führt aber auch zu einem Dauerreizzustand des Hormonsystems. Vielleicht erklärt sich damit die große Nervosität und Stressanfälligkeit der heutigen Menschen, weil die Steuerung unseres Hormonsystems durch diese Fehlregulation überlastet ist. Zumindest wäre das eine relativ einfache und logische Erklärung.

Wir können deswegen eine Kausalkette definieren, wobei eine Störung die nächste nach sich zieht und es somit sehr schwierig wird, eine kausale Therapie zu betreiben, wenn man nicht an den ersten Ursachen ansetzt. Kausalkette: Flaschennahrung im Säuglingsalter und weiche Nahrung im Kindesalter führen zur mangelhaften Entwicklung des Unter- und Oberkiefers sowie der Nasennebenhöhlen. Daraus entstehen enge Lufträume, eine ungenügende Entlüftung dieser Höhlen und relativ leicht ein Sekretstau. Auf dieser Basis entsteht Schnupfen, der häufig zu einem Dauerschnupfen wird. Dadurch wiederum wird die Hypophyse in einen Reizzustand versetzt, der sich auf das gesamte Hormonsystem auswirken kann.

Eine zweite Kausalkette hängt mit der Ernährung zusammen, wahrscheinlich besonders mit dem übermäßigen Gebrauch von Kuhmilch und Kuhmilchprodukten. Selbst die Säuglingsmilch wird überwiegend aus Kuhmilch hergestellt. Die Kuhmilch verändert die Darmbakterien, da die Milch ursprünglich für das Kalb, nicht für den menschlichen Säugling gebraucht wird. Kuhmilch unterscheidet sich erheblich von der Muttermilch in ihrer Zusammensetzung. Veränderte Darmbakterien verändern auch das menschliche Immunsystem im Darm, dem wichtigsten Teil unseres Immunsystems. Dadurch werden wir anfälliger für Infekte, die wiederum zu einer Belastung des Lymphsystems am Hals werden.

Das gestörte Lymphsystem am Hals (und Kopf) ist seinerseits eine wesentliche Grundlage bei allen Erkrankungen des Kopfes, nicht nur bei Entzündungen, sondern auch bei Migräne, Kopfschmerzen, Depression u.a. Wir sehen also, wie wichtig eine richtige Vorbeugung ist. Und die fängt schon im Säuglingsalter an und sollte möglichst lebenslang fortgesetzt werden.

Nasenbluten ist eine häufige, aber selten gefährliche Nebenerscheinung bei chronischem Schnupfen. Ursache ist eine Überreizung der feinen und empfindlichen Blutgefäße der Nasenschleimhaut, wobei spontan oder auf Druck beim Schnauben ein solches Gefäß einmal platzen kann. Die Blutung hört fast immer von selbst auf. Gelegentlich muss durch einen HNO-Arzt eine Kauterisierung, d.h. Verschorfung, vorgenommen werden. Auch bei Bluthochdruck kann es zu Nasenbluten kommen. Dann wird ein Ventil geöffnet, damit der Druck im Kopf nicht zu groß wird. Es wird als Zeichen eines drohenden Schlaganfalls gedeutet. Der Blutdruck sollte möglichst rasch auf normale Werte gesenkt werden.

Nun gibt es noch die Zeichen der roten und der kalten Nase. Die rote Nase ist meist eine Rosacea (siehe vorher). Diese entsteht bei einer ausgeprägten Darmgärung und sollte nicht lokal, sondern über eine Darmsanierung behandelt werden. Die kalte Nase entsteht m.E. bei einer Irritation der Hypophyse. Diese ist aber nur sehr schwer zu beseitigen, wie es aus der Erklärung der Hypophysenstörung (s. oben) eindeutig hervorgeht. Deswegen sollte man sich darüber auch nicht viel Gedanken machen, sondern sich insgesamt bemühen, eine bessere Gesundheit wieder herzustellen.

d) Die Ohren

Das wichtigste Frühzeichen einer krankhaften Störung ist die Mittelohr-Entzündung (Otitis media), besonders wenn sie gehäuft auftritt. Es handelt sich fast immer um eine bakterielle Entzündung, die normalerweise antibiotisch behandelt werden sollte. Das Risiko einer weitergehenden Störung oder gar Zerstörung der Gehörknöchelchen ist zu groß. Nur Ärzte mit genügend Erfahrung in homöopathischer oder naturheilkundlicher Medizin sollten sich eine Behandlung ohne Antibiotika zutrauen.

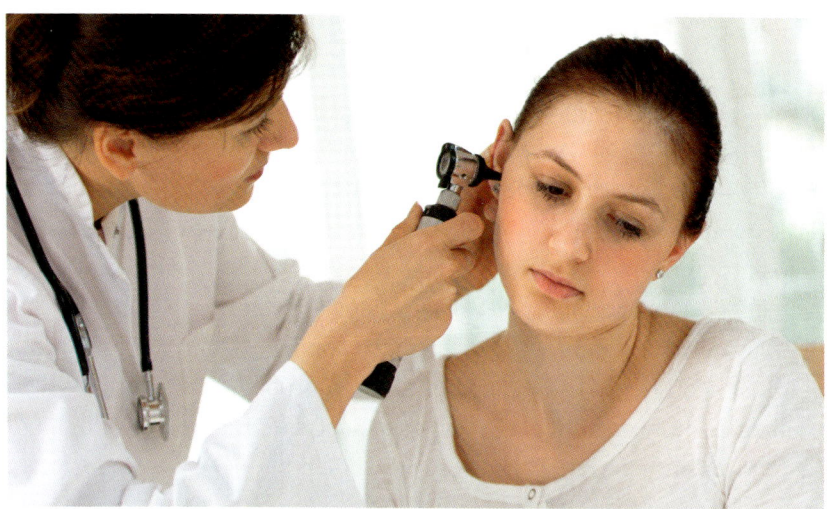

Bei einer Mittelohr-Entzündung sollte immer ein Arzt aufgesucht werden.
Foto: Alexander Raths, shutterstock.com

Häufige Ursache einer Mittelohr-Entzündung ist eine Verlegung der Tube durch Adenoide, d.h. Wucherungen der Rachenmandeln (s.o.). Da die Rachenmandeln sich im Allgemeinen nur schwer zurückbilden, ist eine Operation oft der bessere und schnellere Eingriff zum Schutz vor weiteren Ohrenentzündungen. Eine Störung des Lymphabflusses im Halsbereich und oft hinter den Nasennebenhöhlen ist meistens zu finden, am besten mittels Untersuchung mit dem Muskeltest (s. Abschnitt über die Nasennebenhöhlen sowie mein Referat über das Lymphsystem[11]).

Schmerzpunkte in der Ohrmuschel, die spontan auftreten oder durch Druck gefunden werden können, sind meist das Zeichen einer Störung anderer Körperorgane. Aufgrund der Erfahrungen mit der Ohrakupunktur ist bekannt, dass alle Organe des Körpers im Ohr ihre Entsprechung haben in Form eines Reflexpunktes oder einer Reflexzone. Der erfahrene Akupunkteur kann durch Auffinden solcher Schmerzpunkte sofort auf Störungen im Organismus schließen, so, wie es auch an der Fußsohle möglich ist. Das System der Reflexzonen ist an vielen Stellen des Körpers nachweisbar.

Ohrenschmalz:

Dieses wird im Gehörgang von entsprechenden Hautdrüsen produziert, damit abgeschilferte Hautzellen, Haare und Schmutzpartikel im Gehörgang besser ausgeschieden werden können. Es dient somit dem Schutz von Gehörgang und Trommelfell. Selbst wenn es häufiger zu einer Verstopfung des Gehörgangs durch vermehrte Produktion von Ohrenschmalz kommt, ist das kein Hinweis auf eine wesentliche Störung. Es zeigt nur die erhöhte Aktivität der Hautdrüsen an und damit eine verbesserte Ausscheidung. Gelegentliche Reinigung des Gehörgangs durch Spülungen beim Arzt und weitgehender Verzicht auf Selbstbehandlung mit Wattestäbchen sind meist die beste Therapie.

Gelegentlich treten **Einrisse am Ohrläppchen oder hinter dem Ohr** auf. Diese hängen, wie ich es bereits im Abschnitt über Hautkrankheiten im Gesicht geschrieben habe, oft mit Nahrungsmittel-Unverträglichkeiten sowie immer mit Störungen im Lymphsystem zusammen. Natürlich besteht dabei auch immer eine Gesamtüberlastung des Körpers aufgrund einer sogenannten Verschlackung. So müssen alle drei Teilursachen gleichzeitig in die Therapie einbezogen werden, eventuell unter zusätzlicher lokaler Salbenbehandlung.

Ähnlich verhält es sich mit dem **Tinnitus**, der in den letzten Jahren zugenommen hat. Hier ist auch immer der Lymphabfluss gestört, zusätzlich allerdings auch oft das Nervensystem am obersten vegetativen Nervenknoten, dem „Ganglion supremum". Mit gezielten Injektionen an dieses Ganglion, verbunden mit allgemeiner Entschlackungs- sowie Lymphtherapie, lassen sich die lästigen Ohrengeräusche oft verbessern, leider nicht immer beseitigen. Trotzdem ist es eine Therapie, die meist wesentlich besser wirkt als die heute übliche mit Infusionen oder durchblutungsfördernden Medikamenten.

Vermutlich ist auch der gefürchtete **Gehörsturz**, ein plötzlicher mehr oder minder starker Verlust des Gehörs, fast immer nur einseitig, auf die gleichen Ursachen allgemeine Verschlackung und Belastung des Lymphsystems zurückzuführen. Nicht selten sind daran auch Zahnherde oder Amalgamfüllungen der hinteren Backenzähne im Unterkiefer mit beteiligt. Der Hörsturz kann sich von allein wieder bessern, er kann aber auch zu einer dauerhaften Beeinträchtigung des Hörvermögens führen. Wir sehen bei der Beschreibung dieser vielseitigen Störungen, wie wichtig eine vorbeugende Behandlung und Gesundheitserhaltung sind. Deswegen ist es gut, wenn man die Frühzeichen bemerkt und richtig deutet. Dann ist es viel eher möglich, schwere Schäden zu vermeiden unter Berücksichtigung von Arthur Schopenhauers Ausspruch:

„Gesundheit ist nicht alles, aber ohne Gesundheit ist alles nichts".

8. Mund, Mundhöhle, Zunge und Zähne

a) Zu den ersten Zeichen, die wir bei dem Anblick eines Menschen sehen und beurteilen, gehören die **Lippen**. Diese formen in erheblichem Maße den Gesichtsausdruck. Wir wirken z.B. verbissen oder haben einen Schmollmund. In beiden Fällen sind hauptsächlich die Lippen betroffen. Selten ist es eine nur vorübergehende Erscheinung, sondern meistens eine Darstellung des Charakters und des Wesens.

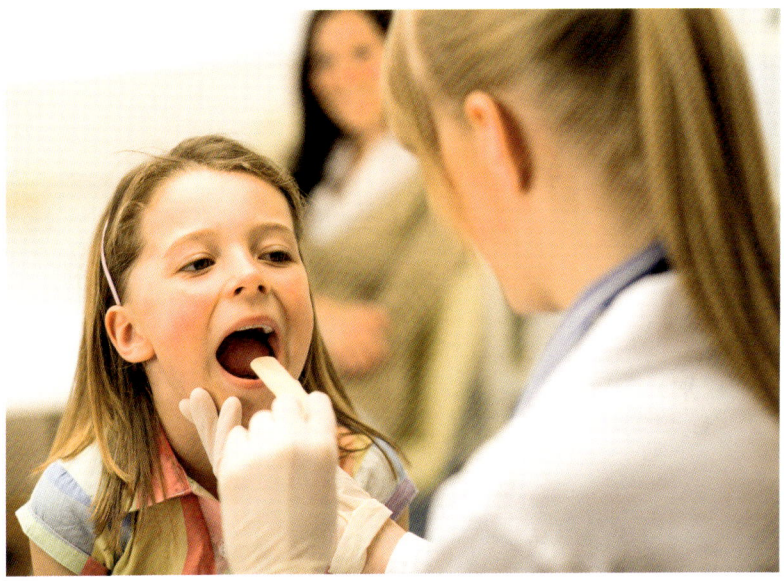

Lippen, Mundhöhle und Zunge sagen sehr viel über unseren Gesundheitszustand aus. Foto: CandyBox Images, shutterstock.com

Bei unserer weißen Rasse sind die Lippen leicht geschwungen und nur gering aufgeworfen. Alle Abweichungen von dieser normalen Form sind bereits Zeichen von Störungen. Die schmalen Lippen zeigen eine gewisse Verkrampfung an. Das kann charakterlich bedingt sein, wenn diese Erscheinung nur vorübergehend ist. Häufiger sind aber Störungen durch Toxinablagerungen (vom Darm), durch die die Mundmuskeln in einen Spannungszustand gesetzt werden. In dem Abschnitt über Faltenbildung habe ich bereits über die sehr häufig und früh auftretenden Magenfalten geschrieben. Die engen Lippen gehören in das gleiche Gebiet.

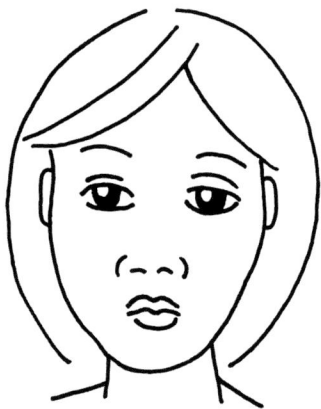

Die Lippen sind eines der ersten Zeichen, die wir beim Anblick eines Menschen sehen und beurteilen. Sie stellen unser Wesen und unseren Charakter dar.
Abb.: Christine Schikora

Bei den vollen Lippen ist das Problem ähnlich. Allerdings ist der Organismus noch in der Lage, die Giftstoffe durch Wassereinlagerung zu verdünnen. Dem Körper stehen also noch mehr Kräfte zur Verfügung. Beide Störungen haben die gleiche Ursache, die Einlagerung von Giftstoffen. Nur die jeweilige Reaktion hängt stark von der ursprünglichen Gesundheitslage und dem Körpertyp (Yin- oder Yang-Typ) ab.

Geht die Einlagerung von Toxinen weiter, so können mit der Zeit kleine Längsfalten, die von allen Seiten zum Mund hin ziehen, auftreten. Diese zeigen eine Erschlaffung der elastischen Fasern an. Deshalb sind solche Veränderungen im Allgemeinen auch kaum noch zu beseitigen, weil eine Toxinausleitung häufig nicht gelingt und die elastischen Fasern sich deswegen nicht erholen und regenerieren können. Auch eine kosmetische Operation ändert nichts an den Grundursachen, sie bessert das Aussehen deswegen oft nur für wenige Monate. Später tritt dann eventuell ein richtiges Maskengesicht auf, weil die Grundstörung in der nun gestrafften Haut weiter wirkt.

b) Relativ häufig gibt es an den Lippen einen **Herpes labialis** (oder Herpes simplex). Es handelt sich dabei um eine Viruserkrankung, die auch an anderen Orten (Nase, Augen, Ohren, Genitalbereich) auftreten kann. Herpesviren sind normale Bewohner der Haut und mancher Schleimhäute. Nur bei gewissen Gelegenheiten werden sie Erreger einer Krankheit (fakultativ pathogen). Rezidive sind häufig und werden dann oft durch Schweinefleisch, Infekte, starkes Sonnenlicht oder eine sonstige Schwächung des Immunsystems ausgelöst. Die meisten Therapien sind wirkungslos. Am einfachsten ist eine Abdeckung mit Zinksalbe, z.B. Penatencreme. Auch die relativ häufig eingesetzte Salbe „Aciclovir" hilft nicht besser, obwohl sie viel teurer ist. Die Hinweise im „Mondkalender", freitags und oft auch mittwochs, überhaupt kein Fleisch zu essen, sollten mehr Beachtung finden, da sie ebenfalls gelegentlich wirkungsvoll sind. Homöopathisch kann Rhus tox. D6 stdl. 1 Tbl. eingesetzt werden (s. auch S. 32, Abschnitt I, 4., Haut-Krankheiten). Die Obst-, Beeren- und Gemüsepräparate JuicePlus®[10] haben mir persönlich und auch vielen anderen Patienten gut geholfen, diese sehr lästige Krankheit zu beseitigen.

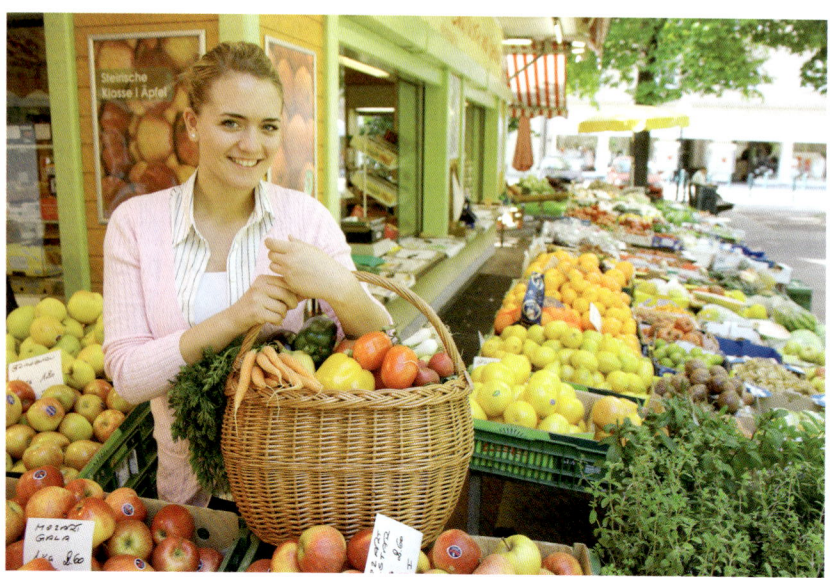

Häufig sind Nahrungsmittelunverträglichkeiten Auslöser für Reizungen der Lippen.
Eine gesunde und ausgewogene Ernährung kann oft wahre Wunder wirken.
Foto: Gina Sanders, fotolia.de

c) An den Mundwinkeln gibt es bei manchen Menschen **seitliche Ein-risse, sogenannte Fissuren oder Rhagaden**. Die Ursachen sind mei-nes Erachtens die gleichen wie bei den Einrissen an den Ohren. Wenn man herausfindet, welche Nahrungsmittel nicht gut vertragen werden, und wenn man diese dann konsequent meidet, dann bessern sich auch häufig diese sonst sehr hartnäckig bleibenden Störungen. Wir sehen, die Ursachen für viele Krankheiten und Störungen sind ähnlich, nur die Auswirkungen differieren etwas. Es ist sehr häufig die Einlage-rung von Toxinen, und die stammen meistens aus dem Darm, sind also endogen, d.h. in uns selbst erzeugt. So müssen wir auch in der Therapie die Ursachen behandeln. Homöopathisch wird Graphites D6 und Condurango D3, 3 x 1 Tbl. tägl. empfohlen.

d) Die **Stomatitis aphthosa** ist eine Bläschen-Erkrankung der Mundschleimhaut. Es handelt sich um einzelne oder multiple Bläschen, die meist etwa stecknadelgroß und im Allgemeinen sehr schmerzhaft sind. Auch hier sollen Herpesviren die Ursache sein. Die Bläschen entstehen nicht aufgrund schlechter Mundhygiene, sondern eher bei einer allgemeinen Abwehrschwäche. Im Kindesalter sind sie recht häufig, später werden sie seltener. Kinder verweigern manchmal das Essen, weil die Schmerzen zu groß sind.

Das Auftragen einer Pyoktannin-Lösung (färbt die Schleimhaut blau, ist aber völlig unschädlich) hilft dann oft gut weiter. Ein anästhesierendes Mundgel ist auch recht hilfreich. Man kann die Bläschen aber auch gut mit Auftupfen von Myrrhentinktur behandeln. Dann heilen sie relativ schnell innerhalb von ca. ein bis zwei Tagen ab.

Ohne eine derartige Therapie dauert die Abheilung etwas länger. Der Einsatz von Virostatika (z.B. Aciclovir®) oder Antibiotika ist nur für schwere Fälle erforderlich. Homöopathisch setzt man entsprechend der Ähnlichkeitsregel gern ein Ätzmittel ein, das allerdings in der homöopathischen Verdünnung als Heilmittel wirkt. Dies können z.B. Acidum hydrochloricum D6 oder Acidum nitricum D6 sein, jeweils anfangs fünf Tropfen oder Globuli stündlich. Sollte mit solch einem Homöopathikum nicht innerhalb von ca. vier Stunden eine Besserung eingetreten sein, dann nimmt man besser die oben genannten Mittel Myrrhentinktur oder Pyoktannin. Bei Aphthen findet man immer eine erhebliche Störung der Darmfunktion. Aus diesem Grunde muss dort die Haupttherapie ansetzen, vor allem in Hinsicht auf mögliche Gärung im Dünndarm sowie Nahrungsmittel-Allergien (die mit biologischen Verfahren wie Bioresonanzmethode, Kinesiologie u.a. gesucht und gefunden werden sollten, da die schulmedizinischen Methoden wenig Aussagekraft haben).

e) Im Säuglings- und Kleinkindalter gibt es nicht selten den sogenann-
ten **„Mundsoor"**. Dies ist ein Candidabefall der Mundhöhle, der we-
gen der Mundhöhlenschmerzen meist zur Essverweigerung führt. Im
Mund und auf der Zunge findet sich dann ein weißlicher Belag, der
nicht leicht abgewischt werden kann. Die Behandlung erfolgt in der
Regel mit einem Nystatin-Mundgel (z.b. Soorgel®) als spezifischem
Antipilzmittel. Homöopathisch kann man zusätzlich Borax D4 oder
Acidum hydrochloricum D6, jeweils stündlich fünf Globuli oder
Tropfen geben (siehe oben). Sollten diese gerade geschilderten Veränderungen therapieresistent sein und nicht innerhalb weniger Tage
verschwinden, dann könnte auch in seltenen Fällen eine Leukoplakie,
ein festsitzender, nicht abwischbarer weißlicher Belag vorliegen, der
im Allgemeinen als Zellanomalie angesehen wird. In diesen Fällen
sollte ein Arzt zu Rate gezogen werden, natürlich auch dann, wenn
die oben genannten Aphthen und Schleimhauterkrankungen nicht innerhalb weniger Tage abklingen.

f) Relativ häufig bei sonst weitgehend normalen Mundbefunden ist die
Mundtrockenheit. Die Schulmediziner stehen hier fast immer vor
einem unlösbaren Rätsel, weil sie nicht akzeptieren können, dass der
Körper sich nicht an die klassischen Lehrbuchvorgaben hält. Das Problem ist im Allgemeinen in Naturheilkundekreisen zwar bekannt,
aber trotzdem oft schwer zu lösen. Es handelt sich meistens um eine
Störung des gesamten Lymphsystems, in diesem Falle besonders im
Kopf-Hals-Bereich, und kann dann auch nur durch eine intensive und
gut durchgeführte Gesamtlymphtherapie behoben werden.

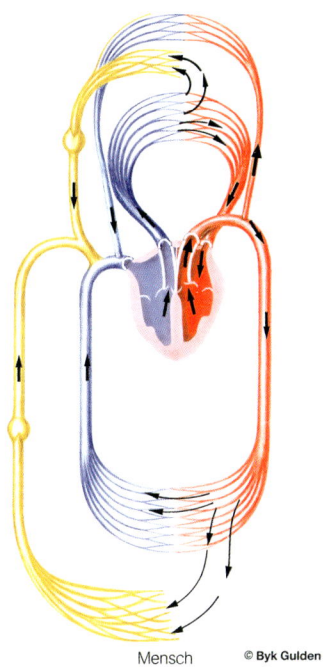

Mensch   © Byk Gulden

Störungen im Lymphsystem rufen verschiedenste Störungen im Körper hervor.
Auch die Mundtrockenheit kann darauf zurückgeführt werden.
Abb.: Nykomed GmbH

In der Schulmedizin spricht man oft von einem Sicca-Syndrom (Trockenheitssyndrom), evtl. in Verbindung mit einem Sjögren-Syndrom, einer rheumatischen Erkrankung mit zusätzlichem Befall der Schleimhäute. Auch diese Erkrankungen sind naturheilkundlich meist gut zu therapieren, allerdings nur mit erheblichem Aufwand. Homöopathische Mittel wirken sicherlich nur, wenn sie auf das Gesamtbild des Patienten und nicht allein auf die Mundtrockenheit bezogen werden. Eine Eigentherapie wird selten Erfolg bringen. Deswegen ist eine gute naturheilkundliche Behandlung fast immer erforderlich.

Auch bei dieser Erkrankung handelt es sich im Allgemeinen um eine Störung des Lymphsystems (s. auch den Bericht über die Augentrockenheit). Wir injizieren deswegen ausgetestete homöopathische Mittel im Bereich des vorderen Halses beidseits und in einer zweiten Sitzung ähnliche Präparate an die Schläfen (an das Nervenzentrum Ganglion sphenopalatinum). Mit der ersten Injektion erreichen wir den Lymphstrom des Halses, mit der zweiten Injektion den Lymphstrom an den Nasennebenhöhlen. Beide Gebiete sind für den Mund wichtig. Eine Behandlung hilft aber nur, wenn auch das Gesamtlymphsystem in die Therapie mit einbezogen wird[11].

Fallbericht:

Bei einer 43-jährigen Frau, die u.a. auch über rheumatische Beschwerden berichtete, ohne dass die Rheumafaktoren und die Blutsenkung besonders auffällig waren, wurde aufgrund der Kombination von Mundtrockenheit und rheumatischen Beschwerden die Diagnose eines Sjögren-Syndroms gestellt. Wir haben in der obigen Form behandelt, nachdem sie vorher eine mehrwöchige Intensivbehandlung in der Praxis durchgeführt hatte. Mit dieser Anfangsbehandlung wird besonders über die Fußsohle das Lymphsystem angeregt, das Blut fließt besser, Toxine werden ausgeschieden und das Allgemeinbefinden bessert sich. Wenn man einige Wochen in dieser Art behandelt hat, dann kann man die Injektionen durchführen und wird dann wesentlich eher Erfolg haben.

Bei zu frühzeitigem Einsatz der Injektionen verpufft die Wirkung, ohne dass eine Besserung eintritt. Unsere Patientin wurde im Abstand von drei Wochen jeweils zweimal am Hals und an den Schläfen behandelt und war dann für zwei Jahre weitgehend beschwerdefrei.

g) Zum Schluss dieses Abschnittes wollen wir uns jetzt mit den Mandeln, besser gesagt, mit den **Gaumenmandeln** befassen. Denn über die Rachenmandeln am Rachendach im Übergang Nase/Mund hatte ich bereits im Abschnitt über die Nase geschrieben. Die Mandeln sind Lymphdrüsen, die natürlich ihre Bedeutung haben, auch wenn sie relativ häufig operativ entfernt werden. Sie sitzen am Ende der Mundhöhle im Übergang zum Schlund, d.h. Speiseröhre und Luftröhre.

Im Kindesalter sind sie oft vergrößert, zum Teil so groß, dass sie sich in der Mitte berühren und damit den Schlund weitgehend verdecken. In solchen gelegentlichen Fällen ist unter Umständen das Schlucken behindert. Kinder- und HNO-Ärzte raten dann meist zur Operation. Diese ist aber längst nicht immer notwendig, da man mit einer intensiven Lymphtherapie (z.B. manuelle Lymphdrainage, Einreibung von Lymphsalbe, Einnahme von Lymphtropfen oder Tabletten) sowie einer Behandlung der Infektanfälligkeit oft die großen Mandeln zurückbilden kann.

Mit zunehmendem Alter verkleinern sie sich sowieso bei fast allen Menschen. Große Mandeln sind das Zeichen einer erhöhten Abwehrleistung und hängen mit einer gewissen Überforderung des Immunsystems zusammen. Eine Operation mindert diese Immunleistung und führt nur zu einer Beendigung von Mandelentzündungen, weil diese Mandeln eben nicht mehr da sind. Bei solchen Patienten rutscht die frühere Mandelentzündung eventuell eine Etage tiefer und wird zur Kehlkopfentzündung (Laryngitis) oder gar zur Bronchitis. Beides ist unangenehm und zeigt die geschwächte Abwehrleistung an. Diese muss besonders behandelt und möglichst beseitigt werden.

Andererseits ist eine Operation manchmal segensreich, wenn immer wieder Mandelentzündungen aufgetreten sind, die nicht mit naturheilkundlichen Maßnahmen eingeschränkt werden konnten. Durch eine rechtzeitige Operation lassen sich Spätschäden, die in der Vorantibiotika-Ära oft auftraten (Nierenschaden, Herzinnenhaut-Erkrankung u.a.), meist vermeiden.

h) Ein weiteres Frühzeichen ist die immer mehr **zunehmende Infektanfälligkeit**. Manche Kinder haben viele Infekte im Jahr, die fast immer mit fiebersenkenden Mitteln, häufig auch mit Antibiotika, behandelt werden. Eine echte schulmedizinische Behandlung gibt es nicht. Und auch in der Naturheilkunde ist es manchmal nicht einfach, diese Störung zu vermindern oder zu beseitigen. Man muss „alle Register ziehen", um Erfolg zu haben. Denn die Störung liegt in einem geschwächten Immunsystem. Also muss man dieses Immunsystem wieder aufbauen.

Da ca. 70 bis 80 Prozent aller Immunzellen im Darm gebildet werden, ist die konsequente Sanierung des Darmes die erste Maßnahme. Durch einen Allergietest findet man die Nahrungsmittel, die gemieden werden müssen. Dazu gehört natürlich auch langsames Kauen und Reduzierung von Süßigkeiten. Als zweites ist eine Überprüfung des Schlafplatzes auf geopathische und elektrische Belastung durchzuführen[14, 15].

Als drittes versucht man eine Entgiftung durchzuführen. Wir geben ansteigende Fußbäder nach Schiele® und anschließend eine Fußreflexzonen-Therapie. Damit kann vor allem die Ausscheidung über die Niere angeregt werden. Medikamentös kann man die Therapie unterstützen durch das Entgiftungsprogramm der Firma Phönix®, die Präparate der Firma Sanum-Kehlbeck® oder durch Spenglersane®. Mit diesen Medikamenten wird das Immunsystem oft sehr gut angeregt. Bei uns haben sich zusätzlich die bereits erwähnten Obst-, Beeren- und Gemüsepräparate JuicePlus®10 sehr bewährt.

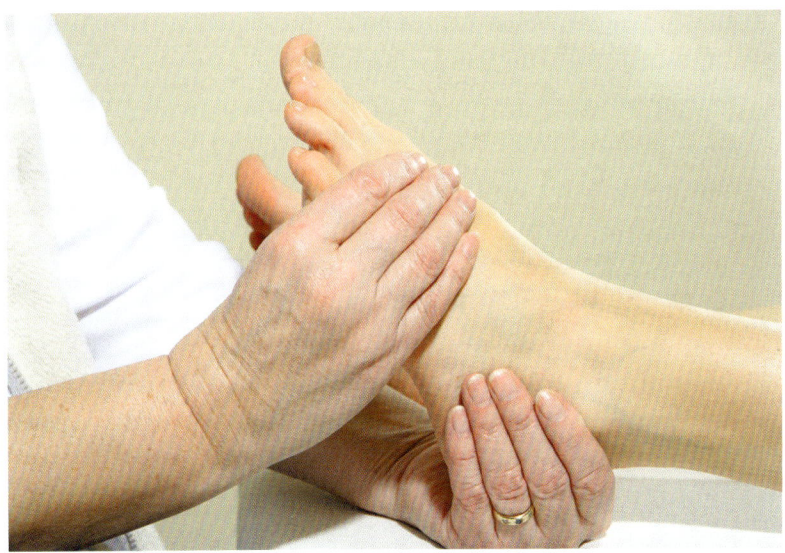

Durch die Fußreflexzonenmassage kann die Ausscheidung über die Niere angeregt werden, die zum Entgiftungsvorgang dazugehört.
Foto: Matthias Hoch

Fallbericht:

Ein vierjähriges Kind wurde in die Praxis gebracht, weil es nicht gedeihen wollte. Es war zu klein, aß schlecht, hatte dauernd Bauchschmerzen, Infekte und Schlafstörungen. Es war immer grantig und weinte viel. Das siebenjährige Geschwisterkind war ganz normal, lachte viel, aß gut, schlief gut und war ein richtiger „Wonneproppen". Der Vierjährige hatte sogar im Alter von zwei Jahren wegen dauernder Bauchkrämpfe eine Darmspiegelung über sich ergehen lassen müssen, ohne dass eine Störungsursache gefunden worden war.

Wir fanden bereits in unserem Sprechzimmer eine geopathische Störung des Schlafplatzes und vereinbarten mit der Mutter sofort eine

Umstellung des Bettes auf einen ungestörten Platz. Das Kind erhielt Bachblüten für seine angegriffene Seele und Spenglersan G® für das Immunsystem. Außerdem wurde ein Allergietest auf Nahrungsmittel durchgeführt und die Mutter angewiesen, sich streng an den Test zu halten.

Nach vier Wochen stellte die Mutter das Kind wieder vor. Es war jetzt wie ausgewechselt. Es schlief und aß gut, wurde nicht mehr zornig oder grantig, hopste, lachte und war fröhlich wie ein normales Kind. Die wesentlichen Störungen waren sicherlich der belastete Schlafplatz sowie die Allergien auf Nahrungsmittel gewesen. Sobald diese beseitigt worden waren, konnte sich das Immunsystem erholen und das Kind wurde wieder gesund.

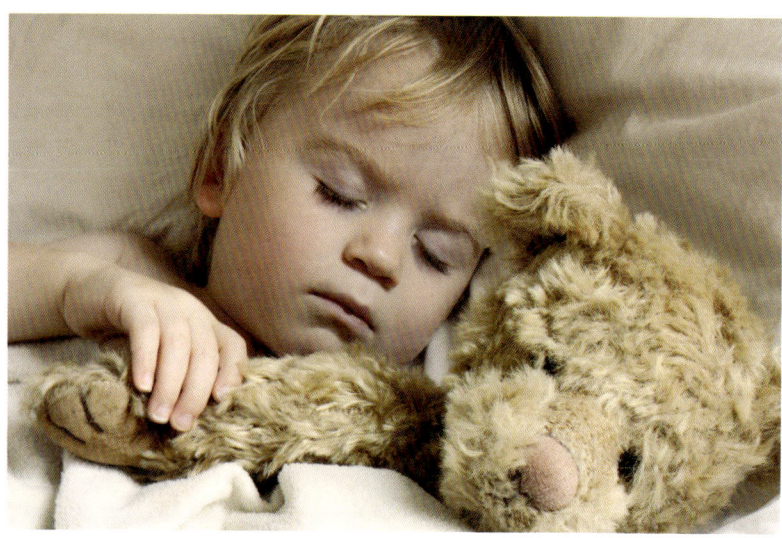

Geopathische Störungen wie Wasseradern am Schlafplatz können der Grund sein, warum Kinder unter Schlafstörungen leiden. Stellt man das Bett um, können sie normal ein- und durchschlafen. Foto: barneyboogles, fotolia.de

Auf Entzündungen der Speicheldrüsen, z.B. Mumps, will ich hier nicht eingehen, da es sich um reine Krankheiten und nicht um Früherkennungszeichen handelt. Ein Hinweis aber scheint mir noch interessant, der auf den bekannten HNO-Arzt Dr. Gleditsch, München, zurückgeht. Dr. Gleditsch, ehemaliger Präsident der ärztlichen Akupunkturgesellschaft, entdeckte bei seiner Arbeit, dass im Bereich der Zähne in der Mundhöhle ganz unscheinbare farbliche Veränderungen auftraten[17]. Er konnte über die Akupunkturmeridiane Verbindungen dieser Veränderungen zu inneren Organen, Knochen, Gelenken oder Gliedmaßen herstellen. In der Akupunktur war seit langem die Beziehung zwischen Zahn und Organ mit wechselseitiger Beeinflussung bekannt. Dr. Gleditsch fand heraus, dass auch diese winzigen Veränderungen der Schleimhaut Zeichen einer Gesamtstörung sein können und es meistens auch sind. Durch die Behandlung solcher Stellen mit Lokalanästhetika oder homöopathischen Injektionen konnten immer wieder Besserungen an weit entfernten Organen ausgelöst werden, oft im Sinne eines sogenannten „Sekunden-Phänomens".

Diese Art von Behandlung wird Mundakupunktur genannt und ist eine nicht nur in China, sondern auch in Deutschland gefundene Spezialform der Akupunktur.

i) Die Zunge

„Zeig mal deine Zunge". Wie oft haben wir als Kinder diesen Satz gehört. Sobald wir uns in irgendeiner Weise nicht wohlfühlten, mussten wir unserer Mutter die Zunge herausstrecken. Als Arzt mache ich es bei meinen Patienten genauso, egal, ob jung oder alt. Trotz aller Geräte und oft wunderbarer diagnostischer Hilfen sind die alten einfachen Störungs- und Krankheitszeichen auch heute noch unübertroffen. Und dazu gehört in jedem Falle auch die Inspektion der Zunge.

Der Zungenbelag:

Er kann verschiedene Farben haben. Am häufigsten ist der weiße Belag, der die Zunge teilweise oder auch vollständig bedecken kann. Er ist fast immer vorhanden, wenn eine akute Erkrankung wie Grippe, Fieber oder auch nur eine Unpässlichkeit droht oder begonnen hat. Die Zunge ist der Spiegel des Magen-Darm-Trakts. Deswegen zeigt die belegte Zunge auch die gleichzeitige Störung im Magen-Darm-Bereich an. Wir merken das bei der akuten Erkrankung auch oft am Nachlassen des Appetits.

Je heftiger die Krankheit, desto stärker ist im Allgemeinen auch der Belag. Nur wenige Krankheiten machen im klassischen Verlauf eine Ausnahme, wie z.B. der Scharlach mit seiner sog. „Himbeerzunge". Das Scharlachbild hat sich aber in den letzten 50 Jahren erheblich geändert, denn es gibt die Himbeerzunge nur noch selten. Meistens hat das Scharlachkind eine ganz normal belegte weiße Zunge.

Halten wir aber fest: Jede belegte Zunge zeigt gleichzeitig eine Störung im Magen-Darm-Bereich an. Gelegentlich finden wir einen gelben Zungenbelag. Wenn es sich nicht gerade um einen starken Raucher handelt, dann ist der gelbe Belag oft der Hinweis auf eine Beteiligung der Lunge an dem Krankheitsbild. Eine Bronchitis, evtl. eine Lungenentzündung, kann die wesentliche Ursache sein.

Schwarze Zungenbeläge, die auch in seltenen Fällen zu sehen sind, hängen meist mit einer Pilzbesiedlung durch den Pilz „Aspergillus niger" zusammen. Meistens handelt es sich um eine hartnäckige Störung, bei der sowohl die Zunge als auch die zugrundeliegende Darmstörung mit einem gezielten Pilzmedikament behandelt werden müssen. Da außerdem eine grundsätzliche Störung im Immunsystem vorliegt, muss auch eine entsprechende „Ganzheitstherapie" erfolgen.

Zusätzlich gibt es noch die sogenannte „Landkartenzunge", bei der es neben Belag freien Anteilen auch stark (meist weißlich) belegte Anteile gibt. In der Homöopathie und der Akupunktur werden diesen Zeichen besondere Medikamente bzw. Energiestörungen und Nadelkombinationen zugewiesen. Grundsätzlich bleibt aber die Störung des Magen-Darm-Traktes der auslösende Faktor.

Bei alten Menschen tritt nicht selten eine völlig belagfreie Zunge auf. Bei genauerem Hinsehen entdeckt man im Allgemeinen, dass die Zunge sehr glatt erscheint. Die Papillen haben sich zurückgebildet, der Organismus ist aufgrund der Altersvorgänge nicht mehr in der Lage, einen Zungenbelag zu bilden (weil die körpereigene Abwehr nicht mehr richtig funktioniert) und es entsteht das Bild einer relativ gesunden belagfreien Zunge trotz eines oft schlechten Allgemeinzustandes. Es handelt sich um die Altersregression, die Zurückbildung sämtlicher Organfunktionen und die Einschränkung der Lebenskraft.

Im Umkehrschluss kann man sagen, dass die Bildung eines Zungenbelages zusammenhängt mit einer noch vorhandenen Lebenskraft, so dass

dieses Zeichen auch positiv gesehen werden muss und nicht nur als Frühzeichen einer Erkrankung oder Störung.

Die Zungengröße:

Auch hierzu gibt es interessante Beobachtungen. Die normale Zunge ist
spitz und belagfrei. Bei vielen Menschen findet man aber breite Zungen,
häufig sogar mit Einkerbungen an den Seiten. Wenn dieses Phänomen
auftritt, dann liegt eine Stauung in der Zunge vor, die zu einer Vergrößerung geführt hat. Die Zunge stößt dann seitlich an die Zahnreihen, weil
sie für den Mund etwas zu groß geworden ist. Daraufhin prägen sich die
Zähne seitlich wie Dellen ein. Hinter diesem Phänomen steckt sicherlich
ein Lymphstau im Halsbereich, wie er schon bei verschiedenen Veröf-
fentlichungen beschrieben wurde. Dieser Lymphstau, der äußerlich selten
sichtbar ist, durch Kinesiologie (Muskeltest[9]) und nachfolgende gezielte Behandlung aber sicher nachgewiesen werden kann, ist auf Dauer nur
über eine Ganzkörper-Lymphbehandlung zu vermindern. Deswegen sind
Kuren, regelmäßiger Ausdauersport, Bürstenmassagen und vieles andere
so wichtig, weil damit über die Haut und z.T. die Muskulatur das Lymphsystem angeregt werden kann. Zahneindrücke an der Zunge zeigen also
auch die Gesamtstörung an, die wiederum eine Gesamtbehandlung erforderlich macht.

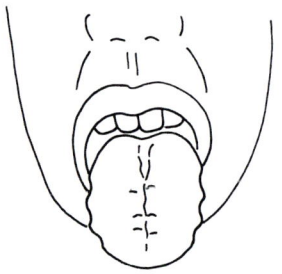

*Einkerbungen an den Seiten der Zunge können auf
einen Lymphstau im Halsbereich hinweisen: Dadurch
wird die Zunge gestaut und stößt so an die Zahnreihen, woraufhin sich die Zähne wie Dellen einprägen.*
Abb.: Christine Schikora

Fissuren:

Viele Menschen haben Längs-, z.T. auch Querrisse an der Zungenoberflä-che. Bei manchen tritt auch Brennen auf, vor allem, wenn sie saure Spei-sen, wie Zitronen, Rhabarber o.ä., essen. Diese Risse sind Degenerations-erscheinungen und zeigen eine erhebliche Belastung des Gesamtkörpers auf. Sie sind eigentlich keine Frühzeichen, weil man sie im Kindesalter nur ganz selten findet. Wenn sie aufgetreten sind, sollte eine gründliche Untersuchung nach naturheilkundlichen Prinzipien vor allem in Bezug auf eine Belastung des Bindegewebes (Mesenchym) erfolgen.

Wir nennen diese Belastung auch „Verschlackung", ein Begriff, der leider von vielen Ärzten nicht ernst genommen wird. Dabei werden Abfallstof-fe, die der Körper nicht ausscheiden kann, in das Gewebe, besonders das Bindegewebe, abgelagert. Auf diese Weise werden viele Organe belastet, sodass sie nicht mehr so gut funktionieren können wie im gesunden Zu-stand. Die Alterungsprozesse sind hauptsächlich auf eine Verschlackung zurückzuführen, wobei die Ursache der Verschlackung sehr häufig eine Übersäuerung durch Gärung im Darm ist.

Trockenheit:

Die Zunge ist gelegentlich trocken. Dies hängt in der Regel mit zu we-nig trinken zusammen. Es kann aber auch das Zeichen einer allgemeinen Schleimhauttrockenheit sein, auf die ich im Kapitel „Mund und Mund-schleimhaut" eingegangen bin. Bei allgemeiner Schleimhauttrockenheit handelt es sich um ein generalisiertes Krankheitsbild. Dabei muss na-türlich auch eine entsprechende Ganzkörper-Therapie zur Anwendung kommen. Neben einer allgemeinen Hormonstörung durch Nachlassen der Hormonproduktion ist fast immer auch eine Lymphabflussstörung nachweisbar. Beides ist schwierig zu beseitigen, bei richtiger Therapie aber durchaus möglich. Die medikamentöse Therapie durch Hormonsubstitution oder sogenannte Lymphmedikamente ist meist unzureichend (s. mein Artikel „Über das Lymphsystem"[10]).

Zungenbrennen:

Tritt gelegentlich auch als Frühzeichen auf. Ursachen sind z.B.:

1. eine Aphthe, wie sie im Mund nicht selten zu finden ist,
2. eine Pilzerkrankung, besonders der „Mundsoor", der auf Candida-Besiedelung zurückzuführen ist,
3. Verätzungen durch chemische Stoffe, z.B. Insektizide an Obst und Gemüse, die trotz Waschen an der Oberfläche der Früchte hängengeblieben sind,
4. selten auch eine Gesamtentzündung der Zunge, eine sogenannte Glossitis, bei ausgeprägter Schwächung des Immunsystems.

Es gibt sowohl in der chinesischen als auch der europäischen Medizin die Zuordnung verschiedener Teile der Zungenoberfläche zu inneren Organen, also eine Zunge-Organ-Beziehung. Dies ist vom Grundsatz her sicherlich richtig, weil wir diese sogenannte Reflexzonenbeziehung überall im Organismus antreffen, z.B. an den Händen, Füßen, Ohren, Zähnen usw. So kann man auch bei der Zunge davon ausgehen, dass eine solche Aufteilung möglich und eventuell auch beweisbar ist.

Ich habe allerdings bei Jahrzehnte langen Beobachtungen der Zunge und ihren vielfältigen Veränderungen erstens keine sichere Zuordnung bestimmter Areale zu inneren Organen gefunden und zweitens auch keinen großen Nutzen in dieser zusätzlichen Art der Diagnostik gesehen. Denn es erkrankt immer der ganze Mensch, der auch in seiner Ganzheit behandelt werden muss. Und ich muss deswegen auch immer den ganzen Menschen untersuchen, selbst wenn auf der Zunge nur bestimmte Areale betroffen sein sollten. D.h., ich muss immer den Bauch, das Herz, die Lunge, die Nieren usw. gründlich untersuchen, bevor ich mir sicher bin, ob das jeweilige Organ gesund oder eventuell krank ist. Die Zunge dient mir allerdings als wertvolle Hinweisdiagnostik für die Gesamtbeurteilung.

k) Mundgeruch

Zum Schluss dieses Kapitels möchte ich auf das lästige Thema „Mundgeruch" eingehen. Wir wissen alle, wie abstoßend dieser sein kann und wie hinderlich für die persönlichen Beziehungen. Mundgeruch tritt häufig und oft auch sehr frühzeitig auf, ist also ein echtes Frühzeichen. Es wird immer wieder behauptet, er hänge mit faulen Zähnen oder vereiterten Mandeln zusammen oder komme aus dem Magen. All dies kann im Einzelfall die Ursache des Mundgeruchs sein.

Die häufigste Ursache ist aber die Ausscheidung von geruchsbildenden Stoffen über die Lunge. Das kann man schon daran merken, dass der geöffnete Mund noch nicht riecht, sondern erst, wenn man ausatmet. Die Atemluft kommt aber nicht aus dem Magen, sondern aus der Lunge. Dort findet also eine Ausscheidung über die Schleimhaut statt. Anhand des Geruchs kann man auch gewisse Schlüsse ziehen. So konnten in früheren Zeiten erfahrene Ärzte z.B. eine Diphtherie am Geruch erkennen. Auch heute finden wir u.U. einen fauligen Mundgeruch, der auf Fäulnisprozesse im Darm hinweist. Oder auch einen Acetongeruch beim Diabetiker.

Da fast jede akute Erkrankung mit einer Störung des Magen-Darm Bereichs verbunden ist, können wir dabei auch fast immer einen leichten bis starken Mundgeruch feststellen. Dieser verschwindet in der Regel, wenn die Krankheit abheilt. Anders ist es, wenn keine akute Krankheit vorliegt, der Mundgeruch jedoch vorhanden und manchmal unerträglich ist. Dann muss man an die Sanierung des Magen-Darm-Traktes gehen, z.B. mit einer Mayr-Kur.

Während einer solchen Kur verstärkt sich dieser Geruch immer noch erheblich, genauso wie der Zungenbelag während einer Fasten- oder Mayr-Kur stark zunimmt. Dies liegt an der erhöhten Giftstoffausscheidung während solcher Kuren, weil der Körper sich vermehrt der Ausheilung von Störungen widmen kann. Mit Abbruch des Fastens und Beginn des Essens wird eine solche Ausscheidung unterbrochen, Mundgeruch und Zungenbelag werden wieder geringer oder verschwinden ganz.

Wir sehen daraus, dass auch der Mundgeruch ein Ausscheidungsbemühen unseres Körpers ist, unangenehm, aber anscheinend notwendig. Es sollte für uns der Hinweis sein, danach zu fragen, warum dieses Ausscheidungsventil gebraucht wird und ob wir es nicht dadurch ersetzen können, dass wir die Ausscheidung über die natürlichen Wege Darm, Leber, Niere, Haut vermehrt anregen. Dann wird eventuell die Lunge als zusätzliches Ausscheidungsorgan nicht mehr gebraucht.

Man kann also allen diesen Frühzeichen auch sehr positive Seiten abgewinnen insofern, dass sie uns zum Denken anregen können über Ursache und Auswirkung, über Sinn und Zweck einer Störung.

I) Die Zähne

Strahlend weiße Zähne – ein Traum. Wir verbinden es mit Glück, Gesundheit, blendender Verfassung. Die meisten Fotos von Politikern, Schauspielern und anderen Personen von öffentlichem Interesse zeigen uns diese Menschen in der Pose immerwährender guter Laune und erfolgreichen Lebens. Es ist eine Siegermentalität, die dadurch vermittelt werden soll. Denn wenn wir uns das Leben dieser „Erfolgsgestalten" ansehen, dann stellen wir sehr häufig Widersprüche, Unwahrheiten, Unausgewogenheit fest.

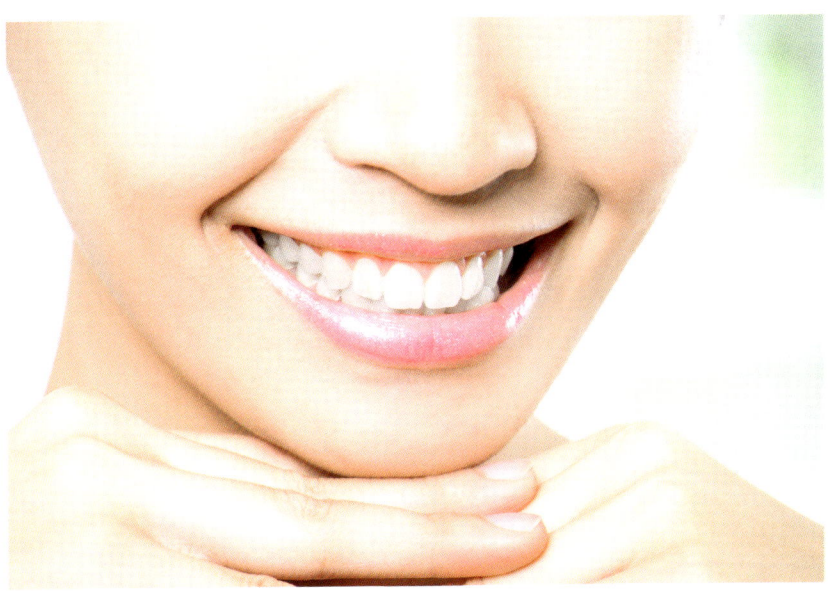

Ein strahlend weißes Lächeln verbinden wir mit Glück und Gesundheit.
Foto: aslysun, shutterstock.com

Das „Blecken der Zähne" ist eine Erscheinung der heutigen Zeit. Sehen wir uns die Porträts früherer Jahrhunderte an, dann sehen wir fast nie die Zähne, sondern ein eher ernstes ausgeglichenes, dem jeweiligen Wesen entsprechendes Gesicht. Die Zähne bleckt das Raubtier in der Aggressionshaltung, nicht der zufriedene, in sich ruhende Mensch. So können wir allein aus der Fülle der heutigen Pressefotos auf den Geisteszustand unserer Generation schließen.

Unsere Zähne sind nur ein kleiner Teil unseres Körpers. Trotzdem beanspruchen sie enorm viel Ärzte und deren Einsatz. 2001 gab es in Deutschland rund 294.000 berufstätige Ärzte und rund 64.000 berufstätige Zahnärzte. Wenn man das Verhältnis von Gesamtkörper zu den Zähnen und dazu das Verhältnis der jeweiligen Arztzahlen miteinander vergleicht, dann fällt sofort das augenscheinliche Missverhältnis auf. Es gibt mehr Zahnärzte als Gynäkologen (ca. 15.000), Orthopäden (ca. 7.000) oder Internisten (ca. 35.000), ganz zu schweigen von den anderen Spezialfächern.

Da wir heute wissen, dass es möglich ist, mit einer entsprechenden Behandlung und Lebensführung bis ins hohe Alter gesund und leistungsfähig zu bleiben, verwenden wir viel Geld und zum Teil auch Zeit dafür, dieses sehr erstrebenswerte Ziel zu erreichen. Denn wir wissen aus den Krankenhäusern und Altersheimen, dass man heute die alten und kranken Menschen nicht mehr sterben lässt, sondern mit Intensivstmaßnahmen versucht, das Leben so lange wie möglich zu verlängern, auch wenn die Lebensqualität oft erbärmlich schlecht ist.

Diesem Schicksal versuchen wir mit den oben angegebenen Maßnahmen zu entgehen, und dazu zählt auch das Aussehen unserer „künstlichen" Zähne und Gebisse. Welches sind nun grundlegende Frühzeichen von Gesundheitsstörungen an den Zähnen? Wir fangen mit dem Milchgebiss der Kleinkinder an und sehen dort schon häufig **Karies**, die „Zahnfäule".

Dabei werden erst der harte Zahnschmelz und dann der Zahnknochen zerstört. Der Zahn wird schwarz und zeigt Löcher.

Die Ursache ist in fast allen Fällen ein vermehrter oder übermäßiger Süßigkeitskonsum. Denn Karies tritt in armen Ländern, in denen man sich Süßigkeiten kaum leisten kann, recht selten auf. So haben viele Kinder in sogenannten Entwicklungsländern gute und gesunde Zähne, während es in den reichen westlichen Ländern nur wenige Kinder im Alter von ca. zehn Jahren mit gesunden Zähnen gibt.

Natürlich spielt neben Zucker auch die gesamte westliche Ernährung eine Rolle bei der Entstehung von Karies, da diese Erkrankung immer auch in engem Zusammenhang mit den Darmbakterien zu sehen ist. Und diese hängen ganz entscheidend von unserer Gesamternährung ab. Die Darmbakterien bestimmen in erheblichem Maße unsere Mundbakterien, die wiederum für das Entstehen von Karies verantwortlich sind, wenn sie nicht mehr eine optimale Zusammensetzung haben.

Im sechsten oder siebten Lebensjahr erscheint der erste bleibende Zahn, der sogenannte Sechser oder erste Backenzahn. Die Milchzähne fallen von diesem Zeitpunkt an allmählich aus und werden durch bleibende Zähne ersetzt. Der erste Backenzahn ist durch Karies besonders gefährdet, weil er am längsten den schädigenden Einflüssen unserer Ernährung ausgesetzt ist. Selbst häufiges Zähneputzen ändert nichts an der Zusammensetzung unserer Darmbakterien, die wiederum eine große Wirkung auf die Zusammensetzung unserer Mundbakterien haben, wie bereits oben beschrieben. Auch Fluortabletten oder Zahnversiegelung schützen nur zeitweise und oberflächlich, weil die Darmbakterien dadurch nicht beeinflusst werden.

Spätestens mit Beginn des Erscheinens bleibender Zähne sehen wir aber ein anderes, schwerwiegendes und häufiges Übel – den **Zahnfehlstand**.

Während es in der Mitte des vorigen Jahrhunderts bis ca. 1950 nur wenige Kinder mit einem Zahnfehlstand gab, ist heute die überwiegende Zahl der Kinder in Deutschland von dieser sich seuchenartig ausbreitenden Fehlbildung betroffen. Außerordentlich viele Kinder benötigen eine Kieferregulation, die häufig trotz aller Bemühungen nur unvollkommen gelingt.

In meiner Jugend brauchten die Kinder solche Korrekturmaßnahmen nur selten, genauso wenig wie die Kinder in den heutigen Entwicklungsländern. Das liegt nicht an mangelnder Zahnfürsorge früher oder in den armen Ländern, sondern daran, dass die Ursachen für den Zahnfehlstand viel weniger vorhanden waren. Wie kommt es nun zum Zahnfehlstand? Hier muss ich allerdings eingestehen, dass ich nur meine persönliche Ansicht darstellen kann, die nicht durch groß angelegte Studien gestützt wird.

Die Säuglinge werden zu wenig gestillt. Dies hat sich zwar in den letzten Jahrzehnten erheblich gebessert, ist aber weiterhin noch nicht optimal. Beim Saugen aus der Brust braucht der Säugling eine erhebliche Kraft, um die Milch aus der Brustdrüse herauszusaugen. Dabei erzeugt er im Mund durch die Backenmuskulatur einen Sog (deswegen Säugling), mit dem die Muttermilch angesaugt wird. Dieser Sog formt die Wölbung des Ober- und Unterkiefers und führt zu einer Weitung der Kieferbögen. Das Gesicht im Oberkiefer wird dadurch etwas breiter und die Kieferknochen können sich besser entwickeln. Später haben dann die Zähne mehr Platz im Kieferknochen und verdrängen sich nicht gegenseitig. Denn der Platzmangel führt zu dem Zahnfehlstand. Wir müssen also dem Platzmangel entgegenwirken und das möglichst von frühester Jugend an, z.B., indem wir die Säuglinge zu starkem Saugen veranlassen. Denn durch das Loch in den Milchflaschen fließt die Milch zu schnell und zu leicht, so dass der Säugling nicht mehr viel Kraft zum Saugen benötigt. Deswegen entwickeln sich die Kieferknochen besonders im Oberkiefer nicht richtig, sie bleiben also unterentwickelt. Später fehlt den Zähnen dann der ausreichende Platz.

Dasselbe Problem bleibt auch in den späteren Entwicklungsjahren des Kleinkindes erhalten, weil die Kinder nichts Hartes mehr zu beißen bekommen. Ihre gesamte Nahrung ist weich: Brei, Milchschnitte, Bananen, Apfelsinen, Brot, Brötchen, Kartoffeln, Gemüse usw. Sie haben nur noch selten etwas Hartes zu beißen wie rohe Möhren, Äpfel, Kohlrüben oder hartes Brot. In meiner Jugend (1940 bis 1950) und in den armen Ländern war bzw. ist dies anders. Wir aßen rohe Kohlrabi, Möhren, hartes Brot. Es gab nichts anderes. Aufgrund des Kaudrucks bildeten sich Unter- und Oberkiefer richtig aus und es gab keine Engpässe. Die Zähne hatten genügend Platz in den Kieferknochen. Eine Gebisssanierung war überflüssig, da nicht notwendig. Erst lange nach dem 2. Weltkrieg mit der veränderten Ernährung setzten sich die vorher geschilderten veränderten Gewohnheiten durch. So entwickelten sich die heute häufigen Zahnfehlstellungen.

Wenn wir diese Störung mit allen ihren Folgen (auf andere Körperorgane) vermeiden wollen, müssen wir sehr früh mit der Vorbeugung anfangen. Erst mit dem Stillen im Säuglingsalter, später mit dem Kauen harter Nahrung. Da das aber unbequemer ist, als weiche Nahrung zu kauen, mögen die Kinder das nicht so gern und wir Erwachsenen geben ihnen oft nach. Der Zahnfehlstand und die Kieferfehlbildung lassen sich also vermeiden, aber nur mit der entsprechenden konsequenten Änderung unserer Lebensweise von frühester Kindheit an.

Im Prinzip sind die wesentlichen Früherkennungszeichen an den Zähnen mit diesen beiden Kapiteln „Karies" und „Zahnfehlstand" abgeschlossen. Da dieser Artikel aber bei vielen Betroffenen zu spät kommt und wohl auch insgesamt wenig ändern wird, will ich der Wichtigkeit wegen auch noch einiges über die gesamte Zahnproblematik, Früherkennung weiterer Störungen und ihre möglichst optimale Behandlung schreiben.

Eine der schwierigsten und umstrittensten Fragen ist das sogenannte „Amalgam-Problem". Hier prallen die unterschiedlichen Meinungen oft hart aufeinander. Wie meist bei solch umstrittenen Fragen gibt es für beide Seiten stichhaltige Befürworter. **Die Verteidiger von Amalgam behaupten:**

- Amalgam ist unschädlich. Sonst wären die Deutschen und viele andere Völker viel kränker, da Amalgam schon seit über 100 Jahren in der Zahnmedizin in großen Mengen eingesetzt wird.

- Amalgam ist sehr gut und sicher zu verarbeiten. Es schließt die Karieslücke sehr gut ab, verändert sich bis auf eine geringfügige Oxydation an der Oberfläche nicht und ist sehr lange haltbar. Gute Füllungen können über Jahrzehnte in den Zähnen bleiben, sorgen für einen guten Biss und ausreichende Kaufähigkeit. Dadurch werden die Zähne über lange Zeit erhalten und einem weiteren Gebissverfall entgegengewirkt.

- Amalgam ist außerordentlich preiswert und allein aus diesem Grunde schon volkswirtschaftlich sinnvoll.

Diese Argumente sind durchaus stichhaltig und müssen gründlich diskutiert werden. Die Amalgamgegner behaupten:

- Amalgam, das hauptsächlich aus Quecksilber, Silber und einigen anderen Zusatzmetallen besteht, ist giftig. Quecksilber wird von unserer deutschen Regierung als so giftig angesehen, dass es nicht in das

Grundwasser gelangen darf. Deswegen müssen alle Zahnärzte auf eigene Kosten teure Quecksilberabscheider einbauen, damit auf gar keinen Fall dieses Metall in das Abwasser gelangt. Nach Ansicht unserer Regierung ist Quecksilber im Mund unschädlich, im Abwasser aber extrem schädlich. Welche gedankliche Schizophrenie. Als Beweis für die Schädlichkeit führen die Amalgam-Gegner z.b. die Amalgamstudie der Kieler Universität von 1997 an (ISBN 3-00-00 2089-6)[18]. Darin wird eindeutig die Schädlichkeit von Quecksilber und damit auch Amalgam bewiesen. Daneben gibt es noch eine ganze Reihe von Studien bzw. wissenschaftlichen Arbeiten, z.b. von Dr. Max Daunderer, München, in seinem Buch „Handbuch der Amalgam-Vergiftung", Ecomed-Verlag, Landsberg 1992[19].

- Amalgam könne durch Kunststoffe oder andere Materialien heutzutage gut ersetzt werden. Das Argument der höheren Kosten einer alternativen Behandlung sei nicht mehr stichhaltig, wenn man die Unkosten durch Amalgam-Schädigung gegenrechnen würde.

Nun wollen wir das Für und Wider beider Argumentationen ausführlich und möglichst ausgewogen erörtern.

- Quecksilber ist giftig, demzufolge ist Amalgam auch giftig. Denn es besteht zu mindestens 50 Prozent aus frei verfügbarem, nur in eine Legierung eingelagertem Quecksilber. An dem Giftgehalt dieses Werkstoffes führt kein Weg vorbei.

- Eine weitere entscheidende Frage ist die nach dem Ausmaß einer Vergiftung. Denn es ist schon ein großer Unterschied, ob ich eine leichte oder eine schwere Vergiftung habe. Wenn ich drei Zigaretten rauche oder ein Glas Wein pro Tag trinke, ist meine körperliche Schädigung auch wesentlich geringer, als wenn ich 20 Zigaretten rauche oder einen Liter Wein pro Tag trinke. Wenn Amalgam wirklich in jedem Falle stark giftig wäre, dann wären auch fast alle Amalgamträger krank. Das sind sie aber nicht. Es gibt viele Menschen, die ihre Füllungen über 30 bis 40 Jahre im Mund haben und die nicht kränker sind als amalgamfreie Menschen. So giftig kann das Amalgam also anscheinend auch nicht sein. Andererseits gibt es viele kranke Menschen, denen es nach einer Amalgamentfernung deutlich besser geht als vorher. Das Amalgam kann also auf jeden Fall auch zu Krankheiten oder zu deren Verschlimmerung führen.

Es stellt sich jetzt die Frage nach einer vernünftigen Entscheidung pro oder contra Amalgam. In der täglichen Praxis gehe ich folgendermaßen vor:

a) Handelt es sich um einen relativ gesunden Menschen, der einige Amalgamfüllungen im Mund hat, dann rate ich ihm im Allgemeinen, das Amalgam nur bei einer eventuellen Zahnsanierung entfernen zu lassen. Denn bei jeder Entfernung von Füllungen wird auch ein Stück Zahn mit entfernt. Dann könnte der Schaden durch eine Zahnsanierung mit Amalgamentfernung größer sein, als wenn die Amalgamfüllung geblieben wäre. Außerdem sind die modernen Füllungen seit ca. 1975 so gut verarbeitet, dass der Quecksilberabrieb nur noch relativ gering ist. Auch das Verdampfen des Quecksilbers aus den Füllungen ist dadurch erheblich vermindert worden. Dem relativ gesunden Amalgamträger rate ich also zum Abwarten, weil eine gut sitzende Amalgamfüllung den Zahn oft gut erhält und damit die Kaufunktion eher gesichert ist.

b) Ganz anders verhalte ich mich bei einem Menschen, der chronisch krank oder leidend ist, vor allem, wenn er noch ein Übersäuerungsproblem hat. Denn ein saurer Mundspeichel führt auch zu einer verstärkten Quecksilberlösung aus den Füllungen. Dem rate ich im Allgemeinen schon zu einer Entfernung der Amalgamfüllungen. Denn in solchen Fällen stellen die Amalgamfüllungen oft eine erhebliche Belastung und nicht selten sogar eine Therapieblockade dar. Dann müssen diese Füllungen möglichst bald und auf jeden Fall völlig entfernt werden, damit dieser Patient auf eine naturheilkundliche Therapie wieder reagieren kann. Störungen durch Amalgam kann man mit dem Muskeltest[9] heraustesten und somit mit größerer Sicherheit als Arzt entscheiden, ob diese Füllungen entfernt werden müssen oder noch im Mund bleiben können.

Die Argumente der guten Verarbeitung und der geringen Kosten von Amalgam sind nicht von der Hand zu weisen. Die guten Kunststoffe sind meines Wissens noch deutlich teurer und nicht so gut und sicher zu verarbeiten wie Amalgam. Besonders die Haltbarkeit ist erheblich geringer. Das bedeutet, dass sie häufiger erneuert werden müssen und somit bei jeder Erneuerung ein Stück Zahn mit verloren geht. Andererseits dürften die Kosten durch Amalgamschädigung recht hoch liegen. Sie sind aber fast gar nicht zu beweisen, weil sie im Allgemeinen unspezifisch sind und auch ohne Amalgambelastung häufig vorkommen. Man kann eine Belastung durch Amalgam deswegen oft nur grob abschätzen, wenn diese Füllungen entfernt und danach eine sogenannte Quecksilberausleitung durchgeführt worden war. Die Beurteilung ist dann aber trotzdem sehr ungenau und im Wesentlichen auch von der Einstellung des jeweiligen Beurteilers abhängig.

Fazit:

Jeder Arzt tut gut daran, sich bei der Amalgamdiskussion nicht zu weit aus dem Fenster zu lehnen und jeden Patienten individuell zu beurteilen und dann entsprechend zu beraten. Denn alle oben angeführten Argumente sind sowohl richtig als auch teilweise falsch. Der vernünftige Mittelweg ist oft genug schwer zu finden.

Nachdem wir bisher die Frühzeichen und das Amalgamproblem behandelt haben, wollen wir uns jetzt der sogenannten **Herdbelastung** zuwenden.

Fallbeispiel 1:

Eine 45-jährige berufstätige Frau kommt durch einen biologisch arbeitenden Zahnarzt zu mir, weil er meint, diese Frau brauche vor der Zahnsanierung erst eine gründliche Entgiftung. Sie hatte zahlreiche tote Zähne im Mund, die nach einem Autounfall mit Kieferbruch entstanden waren. Ihr Hauptproblem war aber ihre Müdigkeit. Sie konnte nur noch ca. eine Stunde am Tag arbeiten und ihren Beruf nicht mehr ausüben. Natürlich war sie während ihrer vierjährigen Odyssee bei zahlreichen Ärzten gewesen, die aber keine Ursache der Störung gefunden hatten. Man hatte vielmehr das ganze Problem auf vorgezogene Wechseljahre geschoben und eine depressive Stimmungslage festgestellt, die bei dieser Frau nach ihrer Leidenszeit auch tatsächlich vorhanden war.

Erst der biologisch arbeitende Zahnarzt hatte die Verdachtsdiagnose „hochgradige Herdbelastung" gestellt und eine entsprechende Entgiftungs- und Entschlackungsbehandlung empfohlen. Die Patientin hatte neben den oben genannten Störungen auch erhebliche Muskel- und Gelenkbeschwerden im Sinne eines generalisierten Rheumatismus, Verdau-

ungsprobleme und Kopfschmerzen, also ein ganzes Sammelsurium von Krankheiten, ausreichend, um mehrere Fachärzte auf lange Zeit zu beschäftigen.

Wir führten in der Klinik über sechs Wochen eine intensive Entschlackungsbehandlung mit Ernährungsumstellung, Dauerbrause, Colonhydrotherapie, Leberwickeln und diversen anderen Maßnahmen durch. Danach begann erst die Zahnbehandlung, bei der zahlreiche Zähne entfernt wurden, so dass diese noch relativ junge Frau eine Ober- und Unterkieferprothese tragen musste. Anschließend an die sehr eingreifende und kostspielige Zahnbehandlung kam sie noch einmal zu einer 17-tägigen Ausleitungskur. Danach war sie für über zehn Jahre beschwerdefrei und arbeitsfähig. Sie brauchte in diesem Zeitraum keine ärztliche Behandlung und stellte sich nach zehn Jahren nur wegen einer Gelenkentzündung und Überarbeitung vor.

Die intensive Zahnsanierung im Zusammenhang mit der intensiven Entschlackung hat bei dieser Frau also das Leben total verändert und ihr sicherlich einen langen Leidensweg erspart.

Fallbeispiel 2:

Ein 41-jähriger, weitgehend gesunder Sportlehrer erkrankte plötzlich an einer zunehmenden Erblindung eines Auges. Natürlich ging er sofort zum Augenarzt, der eine Thrombose der Augenvene feststellte. Die Sehleistung betrug noch zehn Prozent. Der junge Mann war anschließend in der Behandlung zweier Universitätskliniken, die mit einer intensiven stationären Behandlung die Sehfähigkeit auf 30 Prozent steigern konnten. Zwei Monate nach Beginn der Erkrankung kam er zu uns, also zu einem relativ frühen Zeitpunkt. Parallel zu unserer neuraltherapeutischen Behandlung, *mit der wir die Sehleistung auf 70 Prozent steigern konnten, schickte ich den Patienten zu meinem biologisch arbeitenden Zahnarzt. Der stellte drei tote Zähne fest und riet zur Extraktion. Die Extraktion dieser drei toten Zähne wurde auch kurz danach durchgeführt. Nur fünf Stunden nach der Entfernung der Zähne war die Sehleistung wieder bei 100 Prozent und der Patient damit von Seiten des Auges beschwerdefrei.*

Fazit:

Die Thrombose der Augenvene war vermutlich aufgrund der toten Zähne aufgetreten. Erst die Extraktion dieser Zähne führte zur Behebung der Ursache und das Auge konnte sich wieder erholen und die alte Sehleistung zurückerlangen. Ganz wichtig bei diesem Krankheitsverlauf war die schnelle Durchführung der naturheilkundlichen Therapie vor einer Narbenbildung aufgrund der Thrombose. In anderen Fällen mit größerem Zwischenraum zwischen Auftreten der Thrombose und Beginn der Therapie hatten wir nämlich keinen Erfolg mehr.

Fallbeispiel 3:

Ein 83-jähriger Mann wird mit dem Verdacht auf einen Schlaganfall in unser akademisches Lehrkrankenhaus eingewiesen. Dort stellt man fest, dass es – Gott sei Dank – kein Schlaganfall, sondern nur eine Facialisparese war, eine Lähmung des Gesichtsnervs, die unangenehm, aber nicht lebensgefährlich ist. Der Patient kann dann nämlich auf der betroffenen Seite nicht den Mund schließen, so dass ihm ein Teil der Speisen, besonders Flüssigkeit, aus dem Mund läuft. Auch kann u.U. das Augenlid auf der gelähmten Seite nicht mehr geschlossen werden, so dass das Auge austrocknen und blind werden kann.

Dieser Patient kam gleich nach der Entlassung aus dem Krankenhaus zu uns. Man hatte ihm nur ein Medikament verabreicht, aber sonst keine Therapie angeordnet. Ich schickte ihn sofort zu meinem Zahnarzt und klärte ihn darüber auf, dass er dort auf jeden Fall gleich eventuelle tote Zähne im betroffenen Oberkiefer ziehen lassen solle, weil die Wahrscheinlichkeit groß sei, dass solche Zähne die Ursache der Lähmung seien. Mein Patient verhielt sich genauso, wie wir es besprochen hatten. Der Zahnarzt fand im Oberkiefer bei den hinteren Backenzähnen einen toten Zahn, dieser Zahn wurde gleich entfernt und anschließend war in ca. zwei Tagen die gesamte Facialisparese mit all ihren Unannehmlichkeiten verschwunden. Der Patient lebte noch vier Jahre, die Lähmung trat nicht mehr auf. Er brauchte also deswegen auch keine Medikamente mehr einzunehmen.

Fallbeispiel 4:

Ein 22-jähriger Mann kam wegen Bluthochdruck in meine Behandlung. Er war deswegen bei der Bundeswehr ausgemustert und vom Wehrdienst befreit worden. Die Blutdruckwerte bewegten sich um Bereiche von 180/120 unter einer stark senkenden Blutdrucktherapie, die den jungen Patienten erheblich belastete. Er konnte nicht mehr sicher Auto fahren und spürte auch andere Nebenwirkungen. Aber ohne blutdrucksenkende Mittel waren die Werte ca. 240/140. Er musste also unbedingt derartige Medikamente einnehmen.

Da ich wusste, dass bei solch jungen Menschen eventuell die Weisheitszähne an dieser Störung schuld sein können, schickte ich ihn sofort weiter zu meinem Zahnarzt. Der stellte auch gleich fest, dass alle vier Weisheitszähne verlagert waren. Der junge Mann begab sich in eine Zahnklinik. Dort wurden ihm unter Vollnarkose alle Weisheitszähne entfernt. Als er später wieder zur Nachuntersuchung kam, war der Blutdruck ohne Me-

*dikamente auf einen Wert von 140/80 gefallen. Er war damit beschwer-
defrei und von Seiten des Blutdrucks gesund.*

Zahn-Organ-Beziehung

Nicht nur tote, sondern auch verlagerte Zähne können schwerwiegende
Krankheiten verursachen. Es ist gut, wenn man über diese Zusammenhänge Bescheid weiß. Leider lernen die Ärzte und die Zahnärzte von diesen
Dingen bei ihrer Ausbildung fast gar nichts. Die gegenseitige Beeinflussung von Zähnen und Organen ist auch heute noch an den Universitäten
ein Tabu. Dabei sind schon vor 1960 die entsprechenden Untersuchungen
und Beweise dargelegt worden, besonders durch den Arzt Dr. Voll und
den Zahnarzt Dr. Kramer[20].

Seit dieser Zeit existiert die Elektro-Akupunktur nach Voll (EAV), mit der
eine Vielzahl der betreffenden Zusammenhänge festgestellt und bewiesen
wurden. Es wurde sogar eine Zahn-Organ-Karte angelegt, in der sehr genau die verschiedenen Beziehungen dargestellt wurden. Alle Organe und
Körperteile haben über die Akupunkturmeridiane eine direkte Beziehung
zu bestimmten Zähnen, so dass man bei chronischen Krankheiten immer
auch an die Zähne als Teilursache denken sollte.

So gehören die Schneidezähne zu den Nieren und den Unterleibsorganen,
die Eckzähne zur Leber und die Backenzähne zum Magen-Darm-System.
Alle Zähne im Oberkiefer haben eine enge Beziehung zu den Nasennebenhöhlen und den Augen. Leider werden diese Zusammenhänge von der
offiziellen Medizin abgelehnt, obwohl sie tausendfach bewiesen wurden.
Die Kranken haben durch diese Ignoranz mehr Schaden und die Solidar-
gemeinschaft höhere Kosten.

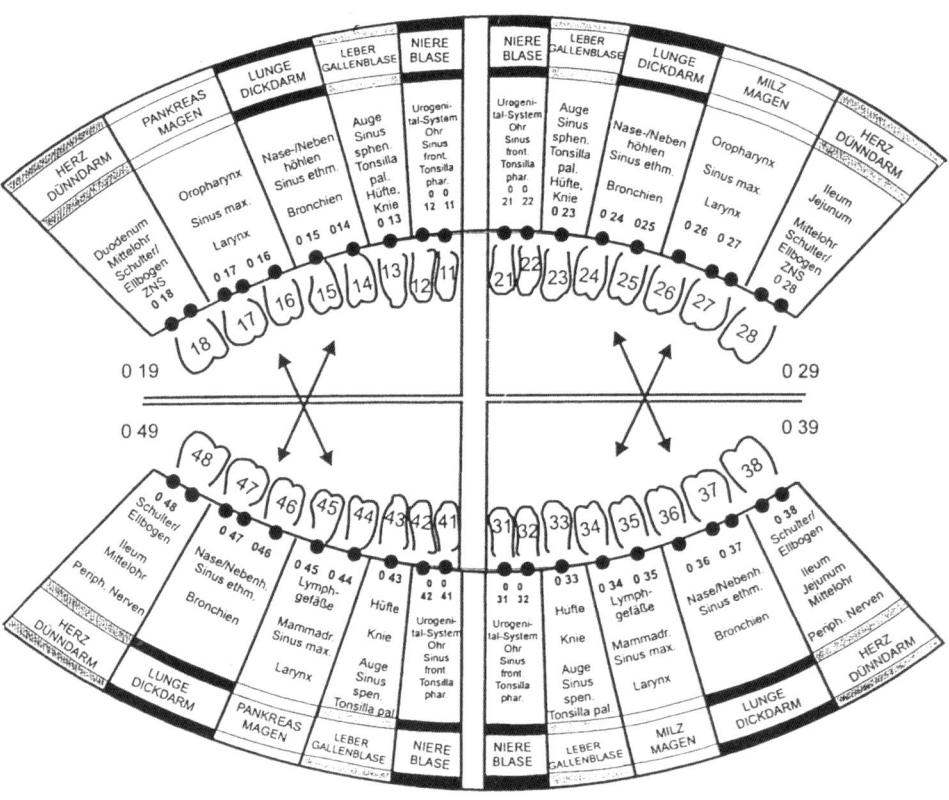

Die Beziehung wurden u.a. ermittelt von Herrn Dr. med. R. Voll, Plachingen/Neckar, Herrn Dr. med. dent. Fritz Kramer, Nürnberg und Herrn Dr. med. Jochen Gleditsch, Baierbrunn.

Nun sollten wir noch auf das Thema eingehen, was ein **Zahnherd** ist. Aus den obigen Krankengeschichten konnten wir schon ersehen, dass tote Zähne schädlich sein können und dass auch verlagerte Zähne nicht immer harmlos sind. Die Frage, ob ein solcher Zahn behandelt oder gezogen werden muss, ist oft nicht leicht zu beantworten und muss immer individuell ausgetestet werden. Gut ausgebildete Zahnärzte testen mit Elektroakupunktur oder verwandten Verfahren, natürlich unter Berücksichtigung von Röntgenbildern und den üblichen zahnmedizinischen Untersuchungen.

Ärzte benutzen oft den Muskeltest[9], weil er einfach zu erlernen und leicht anwendbar ist, ohne dass man damit große Kosten verursacht. So kann man mit diesem Test sowohl feststellen, ob eine Amalgamfüllung gut vertragen wird oder stört, als auch, ob eine Zahnwurzelentzündung, ein toter Zahn oder eine Kieferknochenentzündung vorliegt. Dazu braucht man kein Röntgenbild oder irgendeine andere technische Untersuchung. Es genügt oft ein ordentlich durchgeführter Muskeltest. Nur verlagerte Zähne lassen sich auf diese Weise nicht finden. Dafür braucht man Röntgenbilder.

Zwischen naturheilkundlich arbeitenden und schulmedizinischen Zahnärzten gibt es sehr unterschiedliche Meinungen, wann ein Zahn gezogen werden muss oder erhalten werden kann (s. auch Beispiel 1). Der normale Zahnarzt will alle Zähne so lange wie möglich erhalten. Er erhält damit auch am besten die Kaufähigkeit des Gebisses, wodurch Darmstörungen aufgrund ungenügenden Kauens eher vermieden werden können. Dieses Vorgehen hat große Vorteile für den Patienten.

Der naturheilkundliche Zahnarzt ordnet die Zähne dem Gesamtgesundheitszustand des Patienten unter. Natürlich will er die Zähne auch so lange wie möglich erhalten. Er stellt aber immer die Frage, ob eine Zahnerhaltung, besonders von toten Zähnen, dem jeweiligen Patienten mehr nützt oder eher schadet. So wird meist ein vernünftiger und für den Patienten optimaler Kompromiss gefunden.

Auch ich rate meinen Patienten oft zur Extraktion toter Zähne, wenn bereits eine Organbelastung vorliegt (s. Schema). Es ist für den Patienten leichter auszuhalten, einen Zahn zu verlieren und eine Brücke zu tragen, als eine Dauerbelastung eines durch den Zahn geschädigten Organs zu verkraften. Die Entscheidung zwischen Erhaltung oder Extraktion toter Zähne ist oft ganz schwer zu treffen. Erfreulicherweise gibt es aber inzwischen viele Zahnärzte (prozentual viel mehr Zahnärzte als Ärzte), die sich mit diesem Problem ernsthaft beschäftigen und versuchen, dem Patienten eine optimale Lösung seiner Probleme anzubieten.

II. HALS UND ARME

Es gibt die interessante Tatsache, dass sich um den Hals verschiedene Facharztgruppen kümmern: der Hals-Nasen-Ohren-Arzt um Rachen und Kehlkopf; der Internist um Schilddrüse und Blutgefäße; der Orthopäde um Knochen, Muskeln, Bänder und Gelenke. Sie werden sagen: Das reicht doch wohl aus. Weit gefehlt. Es ist nur die halbe Miete. Denn um den wichtigen Rest, der uns Ärzten in der Praxis täglich Probleme bereitet, kümmert sich niemand, normalerweise auch nicht der Heilpraktiker oder der Naturheilarzt. Mehr darüber auf den nächsten Seiten.

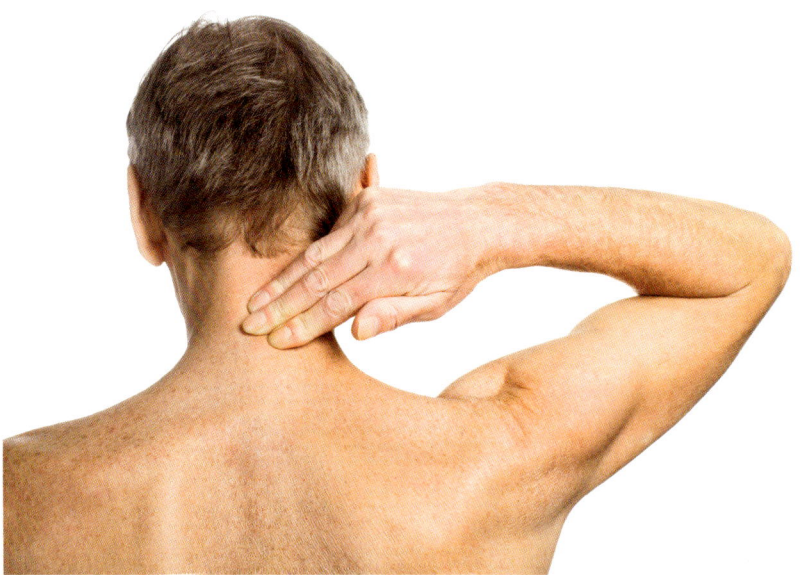

Der Hals ist die wichtige Verbindungsstelle zwischen Gehirn und inneren Organen.
Foto: GlebStock, shutterstock.com

Zur Anatomie und Physiologie des Halses:

Alle Informationen, die von unseren Körperorganen zum Gehirn wandern und dort verarbeitet werden, gehen über den Hals. Und ebenso gehen alle Befehle vom Gehirn zu unseren Körperorganen über den Hals. Der Hals ist also eine ganz wichtige Verbindungsstelle auf engem Raum zwischen Kopf und Körper, zwischen Gehirn und inneren Organen. Deswegen können sich Störungen im Halsbereich sowohl auf den Kopf als auch auf den Körper auswirken. Es ist eine Art Engpass zwischen zwei großen Zentren.

Es ist für jeden Laien, aber leider nicht für den Fachmann (Arzt), offensichtlich, dass an einer solchen Engstelle sehr leicht Störungen auftreten können. Diese können z.B. ausgehen von den Zähnen, den Mandeln, den Nasennebenhöhlen, von den Halswirbeln, besonders dem Atlas, dem obersten Halswirbel, von den Muskeln der Halswirbelsäule, der Schilddrüse und den Blutgefäßen. Ein überaus wichtiger Faktor wird bei dieser Aufzählung aber fast immer vergessen: Es ist das Lymphsystem, das im Halsbereich eine ganz große Rolle spielt.

Nach unseren Erfahrungen gibt es keine Störung oder Krankheit des Kopfes, an der nicht das **Lymphsystem** mitbeteiligt ist. Aber um das Lymphsystem kümmert sich niemand. Es existiert für die meisten Ärzte, auch die Fachärzte, nur am Rande. Es fristet ein Mauerblümchendasein. Auf die Bedeutung dieses Systems bin ich in meinem Artikel „Über das Lymphsystem"[11] ausführlich eingegangen.

Als Wiederholung hier nur so viel: Nur die Beachtung und Berücksichtigung des Lymphsystems in unserer Therapie ermöglicht oft eine Besserung oder Ausheilung chronischer Krankheiten oder Störungen des Kopfes, z.B. Trockenheit der Augen, chronische Nebenhöhlenentzündung,

Tinnitus, Migräne, Schlafstörung, Depression und viele andere. Die Vernachlässigung des Lymphsystems stellt einen großen Fehler in der ärztlichen Behandlung dar und erklärt den Misserfolg vieler Behandlungsversuche bei Krankheiten des Kopfes. So erklärt sich auch leicht eine immer wiederkehrende **Heiserkeit**. Sie hängt sowohl mit einem geschwächten Immunsystem zusammen (s. Abschnitt Mundhöhle) als auch mit dem gerade beschriebenen Lymphsystem. Erst wenn man alle dazugehörigen Aspekte berücksichtigt, dann kann man eine chronische Störung bessern oder beseitigen. Die Störung selbst, in diesem Falle die wiederholte Heiserkeit (Laryngitis) ist nur das Frühzeichen. Es sollte der Anlass für unsere vermehrte Aufmerksamkeit sein.

Ein weiteres Versäumnis der modernen Medizin liegt in der zu geringen Berücksichtigung des **Atlas**, des obersten Halswirbels. Der Atlas ist unser wichtigster Wirbel. Darüber habe ich ausführlich in meinem Artikel „Warum wird der Mensch krank?"[8] geschrieben. Über den Atlas wird das Gleichgewicht des Kopfes gewahrt. Schon geringe Reizungen oder Entzündungen im Hals- und Kopfbereich (Zähne, Mandeln, Lymphsystem und dergleichen) können sich negativ auf den Atlas auswirken und eine verdrehte Haltung dieses so wichtigen Wirbels verursachen. Auf diese Weise entstehen auch leicht Folgestörungen, die sich im Kopf, aber auch an der Wirbelsäule, zeigen können.

Es ist sicherlich überflüssig zu betonen, dass Atlas und Lymphsystem auch ganz eng zusammenhängen, sodass bei vielen Störungen beide Bereiche behandelt werden müssen. Mit unserer üblichen Diagnostik (Labor, Röntgen, Ultraschall u.ä.) lassen sich derartige Störungen selten finden. Wenn man aber subtile naturheilkundliche Verfahren anwendet (Muskeltest, manuelle Palpation u.a.), dann lassen sich sehr schnell Veränderungen finden, die behandelt werden müssen. Oft reichen dafür ein bis zwei Sitzungen, um eine Besserung herbeizuführen. Äußerlich erkennt man fast nie etwas, obwohl die vom Atlas und Lymphsystem ausgehenden Probleme oft schwerwiegend sind.

Welche Frühzeichen gibt es nun? Das einfachste Zeichen ist die **Halslänge**. Der normale Hals misst vorn vom oberen Brustbeinrand bis zum Winkel über dem Kehlkopf sowie hinten vom untersten Halswirbel (prominens), der aus der Reihe der Wirbel etwas hervorsteht, bis zur Schädelbasis jeweils vier Querfinger. Jede Abweichung von dieser Halslänge zeigt schon eine Störung an.

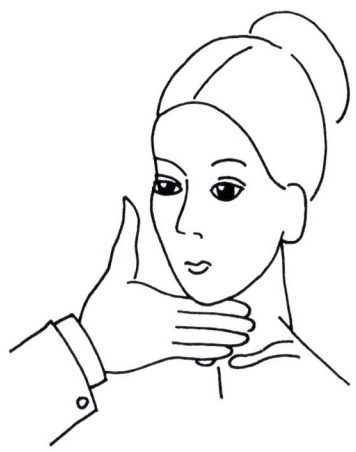

Auch die Halslänge kann Störungen anzeigen, wenn sie von der normalen Länge (4 Querfinger), abweicht. Abb.: Christine Schikora

Das zweite weitverbreitete Frühzeichen ist die **Kopfdrehung**. Bei gesunden Verhältnissen kann der Kopf nach beiden Seiten zu jeweils 90 Grad gedreht werden. Eine verminderte Drehung ist meistens auf eine zu große Verspannung der Schulter-Nacken-Muskulatur zurückzuführen (s. auch mein Artikel „Über das Abendessen und die Entstehung der Krankheits-kaskade"[21]). Durch eine Besserung der Darm- und Bauchverhältnisse wird oft auch eine bessere Drehung des Kopfes ermöglicht.

Ein **leicht nach vorn gebeugter und auch ein etwas überstreckter Hals** sind weitere Abweichungen und lassen sich fast immer auf Störungen im Bauchraum zurückführen. Diese führen dann zu Fehlhaltungen der Wirbelsäule. Natürlich sind auch Vergrößerungen der Schilddrüse oder Lymphknotenschwellungen am Hals Zeichen von Störungen. Diese will ich aber hier nicht extra besprechen, weil sie meist bekannt sein werden.

An den Armen sind nur wenige Frühzeichen für irgendwelche Störungen vorhanden. Wenn man allerdings im **Bereich der Ellenbogen** etwas fester drückt, dann findet man dort oft schmerzhafte Punkte. Diese hängen auf der Daumenseite meist mit dem Dickdarm, auf der Kleinfingerseite mit dem Dünndarm zusammen. Die Punkte liegen auf den jeweiligen Aku-punkturmeridianen.

So ist auch der berühmte und berüchtigte **Tennisellenbogen** einfach zu erklären. Er hängt jeweils mit dem Dickdarm (Daumenseite) oder dem Dünndarm (Kleinfingerseite) zusammen. Also kann dieses Krankheits-bild meist nur dann ausgeheilt werden, wenn die Störungen im Darm er-kannt und mitbehandelt worden sind. Die Lokalbehandlung ist fast immer unzureichend.

In der **Ellenbeuge** findet sich in der Mitte oft ein schmerzhafter Punkt, der auf Nahrungsmittelallergien hinweist. Ein Schmerzpunkt auf dem inneren Teil der Ellenbeuge hat Verbindung zum Herzen. Findet man also einen oder mehrere Schmerzpunkte, dann kann man davon ausgehen, dass die jeweiligen Organe sich in einem Reizzustand befinden. Eine weitergehen-de Diagnostik ist dann sicherlich sinnvoll, wobei oft eine Akupunktur-

oder Mayr-Diagnostik ausreichend ist. Selten benötigt man irgendwelche Geräte (Ultraschall, EKG o.a.) dazu, zumal der Schulmediziner nur selten entsprechende Organstörungen finden wird.

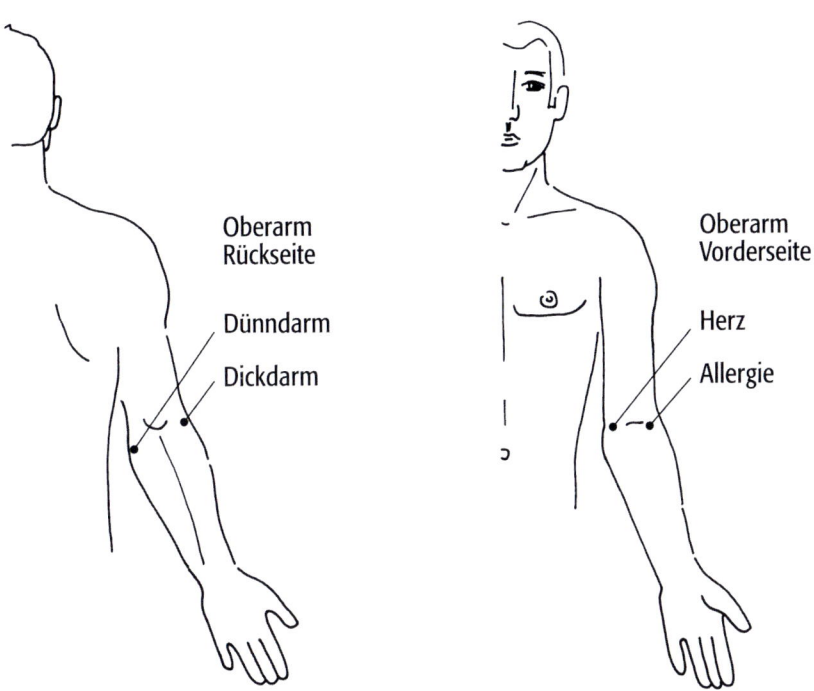

Wenn die Akupunkturpunkte am Ellenbogen und in der Ellenbeuge bei Druck schmerzen, weisen sie auf verschiedene Störungen hin.
Abb.: Christine Schikora

Öfter gibt es druckschmerzhafte Punkte an den Knochen, besonders des Oberarmes. Diese sind zum Teil Akupunkturpunkte, die oft etwas schmerzempfindlich sind. Viel häufiger handelt es sich aber um eine Überempfindlichkeit der Knochenhaut (Periost). Die Ursache ist sicherlich in den meisten Fällen eine Übersäuerung, die ja auch zu vermehrter Muskelempfindlichkeit führt. Die Behebung der Ursache, der Übersäuerung, wäre also hier die notwendige Konsequenz.

Interessant sind wieder die Hände: Auch dort finden wir oft Druckschmerzpunkte genau wie am Ellenbogengelenk, die verschiedenen Akupunktur-Meridianen zuzuordnen sind. Es sind meist die gleichen Meridiane, wie sie gerade beschrieben wurden. Eine genauere Diagnostik sollte allerdings einem akupunkturerfahrenen Therapeuten überlassen werden, der solche Schmerzpunkte in seine Gesamtbetrachtung einordnen kann.

Veränderungen im Bereich der Nägel fallen meist besonders früh auf. Wir betrachten unsere Nägel häufig, mindestens dann, wenn wir sie alle sieben bis zehn Tage schneiden. Die Durchblutung an den Fingerspitzen (wie bei den Zehen) ist aufgrund des Abstands zum Herzen, unserer Blutpumpe, sowie aufgrund der anatomischen Verhältnisse etwas schlechter als in den meisten anderen Körperregionen. Deswegen sammeln sich Giftstoffe im Bereich der Finger (und Zehen) leichter an als an vielen anderen Körperstellen. Wir merken das daran, dass unsere Fingerspitzen besonders im Winter eher kalt werden als der übrige Teil der Hand. So sind auch kalte Hände eines der Frühzeichen für beginnende Verschlackung.

An den Fingerspitzen sitzen unsere Fingernägel, die in den „Nagelbetten" ihre „Wurzeln" haben. Dort machen sich Ernährungsstörungen besonders leicht bemerkbar. Wir sehen das an Unebenheiten im Nagel, Riffelungen, weißen Punkten und anderem. Es ist gar nicht wichtig, auf das einzelne Zeichen und den einzelnen Nagel einzugehen. Meist sind alle mehr oder minder stark betroffen und bereiten damit dem Träger, je nach Eitelkeit, viel Kummer.

Die äußere Behandlung der Nägel nützt fast gar nichts. Es liegt auch meist kein wesentlicher Mineral- oder Vitaminmangel vor. Das bedeutet, dass entsprechende Mineral- und Vitamingaben wenig nützen. Fast immer ist es eine Intoxikation vom Darm her, eine Giftstoffeinlagerung, die sich bei der besonderen Anatomie in Form von Durchblutungsstörungen der Finger und Nägel besonders leicht bemerkbar macht. Man muss dann also hauptsächlich die Ursache behandeln und nicht die Folge der Grundstörung.

Ähnlich verhält es sich auch mit **Einrissen an den Fingerkuppen**, sog. Fissuren. Auch sie treten besonders an den Stellen auf, an denen von vornherein die Durchblutung vermindert ist (mediz. Locus minoris resistentiae). Deswegen nützen Salben auch wenig, dafür aber umso mehr intensive Entschlackungskuren.

Ein weiteres Frühzeichen ist das **Verschwinden des Nagelmondes**. Als Kinder hatten alle unsere Nägel wunderschöne gleichmäßige Halbmonde. Mit der Zeit verschwinden diese immer mehr, oft beginnend am kleinen Finger (Dünndarm) und zuletzt am Daumen (Lymphsystem und Lunge). Sie zeigen nur die allgemeine Störung an, die, wie gesagt, meist in der Darmstörung ihren Anfang nimmt. Wenn wir unsere Finger beugen, so dass die Fingerspitzen unsere Handfläche berühren, dann sehen wir, dass unsere Nagelflächen nicht mehr gleichmäßig rosa gefärbt, sondern Teile davon weißlich sind. Auch dieses weist auf eine beginnende Durchblutungsstörung hin. Mit dem Einsatz von warmen Handbädern kann man natürlich etwas entgegenwirken. Man muss jedoch versuchen, die Ursache dieser sich entwickelnden Störung zu finden und zu beseitigen. Alles andere ist oberflächliche Therapie.

Eine nicht seltene Erkrankung bereits bei Jugendlichen, besonders Mädchen, ist das sogenannte **„Raynaud-Syndrom"**. Dabei gibt es eine Verkrampfung der Arterien, so dass kein Blut mehr die Fingerspitzen erreicht und diese dann ganz weiß werden. Es treten oft starke Schmerzen auf und die Fingerspitzen werden kalt. Auslöser dieses Beschwerdebildes sind Kälte und Nässe. Die Ursache muss in einem übermäßigen Reizzustand der Arterien gesucht werden, der möglicherweise mit einer Toxinanhäufung in den Fingerspitzen zusammenhängt.

Gelegentlich gibt es in jungen Jahren bereits das sogenannte **Carpal-Tunnel-Syndrom**. Dabei handelt es sich um eine Einengung des mittleren Handnervs, des N. medianus, durch ein quer zur Handwurzel verlaufendes Band, das die Sehnen der Fingerbeugemuskeln zusammenhält. Kribbeln und Fingerschmerzen, besonders nachts oder nach vermehrter körperlicher Belastung, sind die Folgen. Die Ursache ist bisher nicht geklärt. Ich denke, dass es daran liegt, dass die Bänder und Sehnen bei zunehmender Übersäuerung ihre Elastizität verlieren. Die Krankheit ist in den letzten Jahren viel häufiger geworden, obwohl unsere körperlichen Belastungen abgenommen haben Die einzige z. Zt. angebotene Therapie ist eine Operation, ohne dass die Frage nach der wahren Ursache der Zunahme dieser Krankheit gestellt wird.

Seit einigen Jahren wird eine neue Schmerztherapie unter dem Namen LnB® (Liebscher und Bracht[22]) angeboten. Dabei wird mit gezielten Schmerz-Druckpunkt-Behandlungen sowie einer intensiven Dehnungsgymnastik gegen die Verkürzung von Sehnen und Muskeln gearbeitet. Mit ausreichender Geduld und Mitarbeit bei der Behandlung lassen sich viele Schmerzzustände beheben und sogar oft Operationen vermeiden. Nach Liebscher und Bracht sind die meisten Schmerzen auf Verkürzungen bestimmter Muskeln oder Muskelgruppen zurückzuführen. Durch die gerade genannten Behandlungen lassen sich Schmerzen oft innerhalb weniger Minuten deutlich lindern oder sogar beseitigen.

Rheumatische Fingerknötchen, sogenannte **Heberden'sche Knötchen**, sind eher Spätstadien von Salzablagerungen durch langjährige Übersäuerung. Dabei spielt eine familiäre Anlage sicherlich auch eine Rolle. Eine schulmedizinische Behandlung ist nicht bekannt. Wir haben mit heißen Sandbädern recht gute Erfolge, wenn man sie über einen längeren Zeitraum geduldig durchführt. Homöopathisch geben wir Acidum nit. D6 3 x 6 Tropfen und Acidum salicyl. D6 3 x 6 Tropfen über ca. ein halbes Jahr.

Auch die sogenannte **Dupuytren´sche Kontraktur**, eine Bindegewebsverhärtung der Innenhand, besonders des vierten und fünften Fingers, ist eine Alterserscheinung. Gehäuft werden Männer ab dem 50. Lebensjahr davon betroffen. Anfangs kann man auch mit Sandbädern und geduldiger Innenhandgymnastik gegensteuern, später hilft oft nur eine Operation. Allerdings ist in den letzten Jahren eine sehr elegante Therapie bekannt geworden, die in Frankreich entwickelt wurde. Es handelt sich um die „Meso-Therapie"[23]. Dabei werden geringe Mengen von Arzneimitteln gezielt mit Hilfe einer Spritzpistole in das betroffene Gewebe, in diesem Falle die Kontrakturen, injiziert. Bei mehrfacher Wiederholung dieser Behandlung werden oft gute Besserungen gesehen.

Trotz mancher Erfolge mit verschiedenen Verfahren müssen wir immer wieder davon ausgehen, dass bei den meisten Störungen Intoxikationen und Verschlackung die Hauptrolle spielen. Deswegen ist die entschlackende Allgemeintherapie auch immer wichtiger als die reine Lokaltherapie. Unser derzeitiges Medizinsystem ist aber aufgrund der vielen Fachärzte fast nur auf Lokaltherapie eingestellt und vernachlässigt sträflich die allgemeine Stoffwechselüberlastung.

III. DER BRUSTKORB

Am Brustkorb ist es anfangs schwierig, irgendwelche Frühzeichen zu entdecken. In der offiziellen Lehrmedizin sind sie kaum bekannt. Erst wenn man sich mit der Diagnostik nach Mayr intensiv beschäftigt, auf die ich schon oft hingewiesen habe, dann findet man auch Anhaltspunkte für frühzeitige Veränderungen.

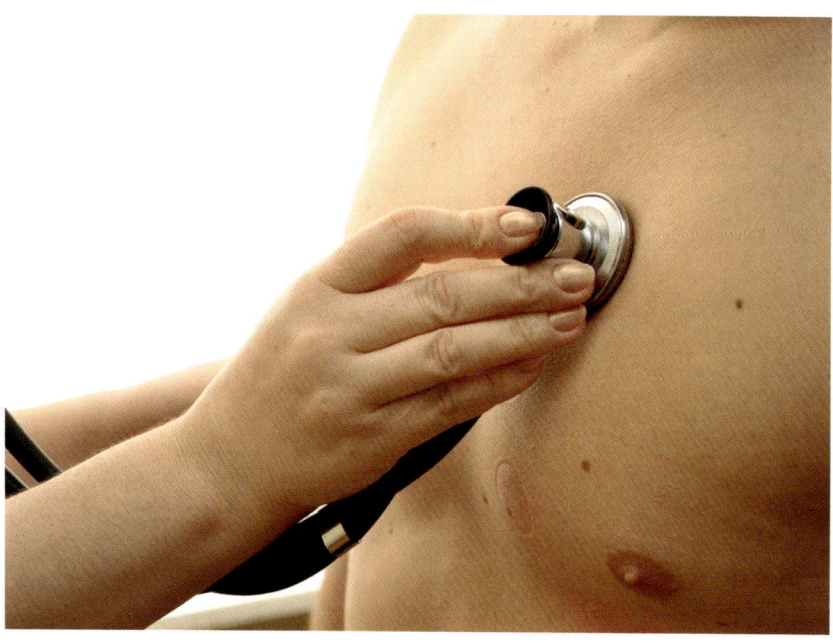

Frühzeichen am Brustkorb sind anfangs nicht leicht erkennbar.
Foto: Oleg Pchelov, shutterstock.com

a) Lungenvolumen

Fallbeispiel 1:

In diesem Falle handelt es sich um mich selbst. Vor meinem ersten Mayr-Kurs (gleichzeitig Selbsterfahrung der Mayr-Kur) habe ich mein Lungenvolumen in meiner Praxis messen lassen. Dabei stellte ich fest, dass meine Atemmenge um mehr als einen Liter abgenommen hatte. Da ich Marathonläufer bin, habe ich mir darüber schon Gedanken gemacht. Denn ich rauche nicht, habe keine Bronchitis und spiele auch keine Posaune. Nach dem Kurs ließ ich die gleiche Messung durchführen. Mein Atemvolumen hatte sich ohne besondere Behandlung um fast einen halben Liter vermehrt. Die Lösung dieser für mich völlig überraschenden Verbesserung: Meine Brustkorbform hatte sich durch die Kur verändert und der früheren Form wieder etwas angenähert. Dadurch wurde mein Lungenvolumen vergrößert und ich hatte wieder mehr Luft und damit Sauerstoff zur Verfügung.

Auf die Zusammenhänge bin ich bereits in meinem Referat: „Über das Abendessen und die Entwicklung der Krankheitskaskade"[21] eingegangen: Aufgrund von Zersetzung unverdauter Nahrung im Darm kommt es zu Entzündungen in der Darmschleimhaut. Der Organismus will dem Darm eine Schonung zukommen lassen, damit er sich wieder erholen und die Entzündung ausheilen kann. Darum wird durch Anspannung der Muskulatur im Brustkorb (Rückenmuskeln, Zwischenrippenmuskeln) das Zwerchfell etwas höher gestellt. Dieses kann dann bei der Einatmung nicht so viel Druck auf den Darm ausüben.

Der Darm wird weniger bewegt und kann sich eher erholen. Auch bei einer akuten Magenverstimmung oder Darmentzündung nehmen wir gern im Liegen eine Ruhestellung ein, damit sich die erkrankten Organe schneller erholen können.

Das Gleiche passiert letztlich bei der von uns selten bemerkten chronischen Darmreizung aufgrund mangelhaft verdauter Nahrung. Zwerchfellhochstand und verspannte Rückenmuskulatur sind Schutzmechanismen für den erkrankten Darm. Hieraus lassen sich die Veränderungen und Frühzeichen relativ leicht ableiten:

1. Die Anspannung der Rückenmuskulatur führt zu einer Hochstellung der Rippen. Dadurch wird der Brustkorb breiter und unsere früher passenden Hemden spannen auf einmal. Wir Männer bekommen endlich eine „männliche Statur", brauchen neue Hemden und Anzüge.
2. Dadurch verbreitert sich der Winkel vorn zwischen den Rippen. Ideal wären ca. 30 Grad. Jetzt werden es 60, 90 vielleicht 150 Grad.
3. Die Verspannung der Rückenmuskulatur bleibt bestehen, d.h. die Muskulatur ist nicht mehr weich. Wir spüren die Verspannung auch und fühlen uns wohler nach einer Rückenmassage.
4. Einzelne Stellen dieser verspannten Muskulatur beginnen zu schmerzen. Das kann im Schulterbereich, im Rücken oder vorn an den Rippen sein. Auch in der Herzgegend können solch schmerzhafte Punkte auftreten.
5. Die Leistungsfähigkeit wird eventuell geringer. Wir führen das meist auf das zunehmende Alter (u.U. auch zunehmendes Gewicht) zurück. Die Ursache liegt aber vor allem darin, dass bei höher stehendem Zwerchfell das Herz quer gelagert und in seiner Muskeltätigkeit behindert wird. Denn bei einer Verbesserung des Zwerchfellhochstandes bessert sich meist auch ohne weitere Therapie die Herzleistung.

Wenn wir also lernen, auf diese Veränderungen unseres Zustandes gegenüber früher zu achten, dann können wir diese Veränderungen auch als Frühzeichen erkennen. Ärzte machen uns selten auf diese Zeichen aufmerksam, weil sie es selbst nie gelernt haben und deswegen auch nicht wissen.

Es gibt aber noch weitere Frühzeichen. Diese hängen mehr mit der Überlastung des Körpers mit Giften (besonders Darmgiften) und daraus folgender Müdigkeit des Bindegewebes, besonders der elastischen Fasern, zusammen.

b) Weibliche Brustform

Fallbeispiel 2:

Der Kursleiter eines Mayr-Kurses, Dr. Kojer aus Wien, seinerzeit Ehrenpräsident der Mayr-Ärzte, ließ während eines Kurses bei einer 32-jährigen Ärztin, die noch nicht geboren hatte, den Oberkörper entkleiden, also auch den BH ablegen. Dann wurde mit einem Lineal der Abstand des Brustbeingrübchens am Hals zu der Brustwarze beiderseits sowie der Abstand beider Brustwarzen gemessen.

Danach führte er bei der jungen Frau über 15 Minuten eine sogenannte manuelle Bauchbehandlung nach Mayr durch. Dies ist eine sanfte, zum Teil zarte Gymnastik des Dünndarms in Verbindung mit dem Zwerchfell. Am Ende der Therapie wurden die Abstände wieder gemessen. Und es stellte sich heraus, dass die Abstände zwischen Brustbeingrübchen und Brustwarzen sowie zwischen beiden Warzen deutlich geringer geworden waren, die Brustwarzen sich also angehoben hatten.

Die Erklärung für dieses sensationelle Phänomen liegt darin, dass sich bei einem jungen Menschen die elastischen Fasern relativ schnell erholen können, wenn man den Giftstoffpegel senken kann, in diesem Falle mit einer einfachen Bauchbehandlung. Dr. Kojer wollte mit dieser Demonstration beweisen, wie stark unsere Haut und unser Bindegewebe von gestörten Darmverhältnissen abhängig sind. Schon eine kurze unscheinbare

Therapie kann zu einer deutlichen Verbesserung der Hautspannung und damit zu einem verbesserten Aussehen beitragen. Denn welche Frau wäre nicht daran interessiert, dass ihre Brust wieder ein Aussehen wie bei einer Jugendlichen erhält?

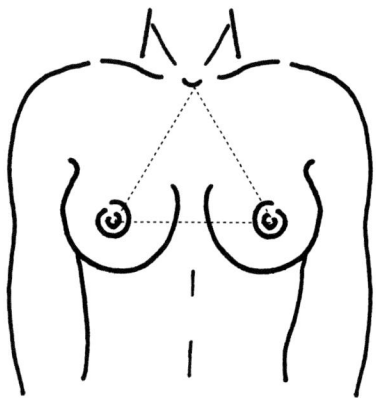

Durch eine manuelle Bauchbehandlung nach Mayr können die Abstände zwischen Brustbeingrübchen und Brustwarzen bei einer Frau deutlich verringert werden. Dies zeigt, dass durch die Behandlung die Giftüberlastung des Körpers und die damit einhergehende Bindegewebsschwäche reduziert werden können.
Abb.: Christine Schikora

Wir lernen daraus: Eine normale Brust bei einer gesunden Frau hängt nicht. Die Brustwarze steht nach vorn. Der Brustkörper ist fest. Die Brustform ist halbkugelig. Sie werden jetzt einwenden, dass ein solches Aussehen nur in der Jugend vor der ersten Schwangerschaft vorliegt. Deswegen kommt jetzt ein Bericht eines anderen bekannten Mayr-Arztes und Dozenten der Arztkurse, Dr. Bodo Werner, Bad Hofgastein.

Fallbeispiel 3:

Eine 40-jährige Frau macht zum ersten Mal eine Mayr-Kur. Sie hat völlig normale, gesunde Bauchverhältnisse und eine jugendliche Form der Brust, obwohl sie acht Kinder geboren und gestillt hat. Bei dieser Frau zeigt sich die Wahrheit der Angaben von Dr. Mayr, dass fast alle diese Veränderungen im Grunde mit Darmstörungen, Entzündungen der Darmschleimhaut und Aufnahme von Giftstoffen in das Gewebe zusammenhängen. Wenn es zu einer Ausschaltung der Giftquellen und zu einer Normalisierung der Bauch- und Darmverhältnisse kommt, dann bessern sich auch die Störungsbilder, soweit nicht erhebliche Veränderungen im Gewebe eingetreten sind.

c) Abstand der Schulterblätter

Genauso wie es vorn eine Verbreiterung des Zwischenrippenwinkels gibt, so gibt es am Rücken eine Vergrößerung des Abstandes zwischen den beiden Schulterblättern. Dieser beträgt beim gesunden Menschen nur ca. drei Querfinger, ist aber im Störungsfall oft bis auf zehn Querfinger verbreitert, auch schon bei Kindern. So zeigt sich oft sehr frühzeitig die Störung, die durch eine Hochstellung des Brustkorbs und Anspannung der Rückenmuskulatur ausgelöst wird. Dabei werden auch die beiden Schulterblätter auseinandergezogen. Ursache ist letztlich die Höherstellung unseres Zwerchfells (siehe Beginn dieses Referates).

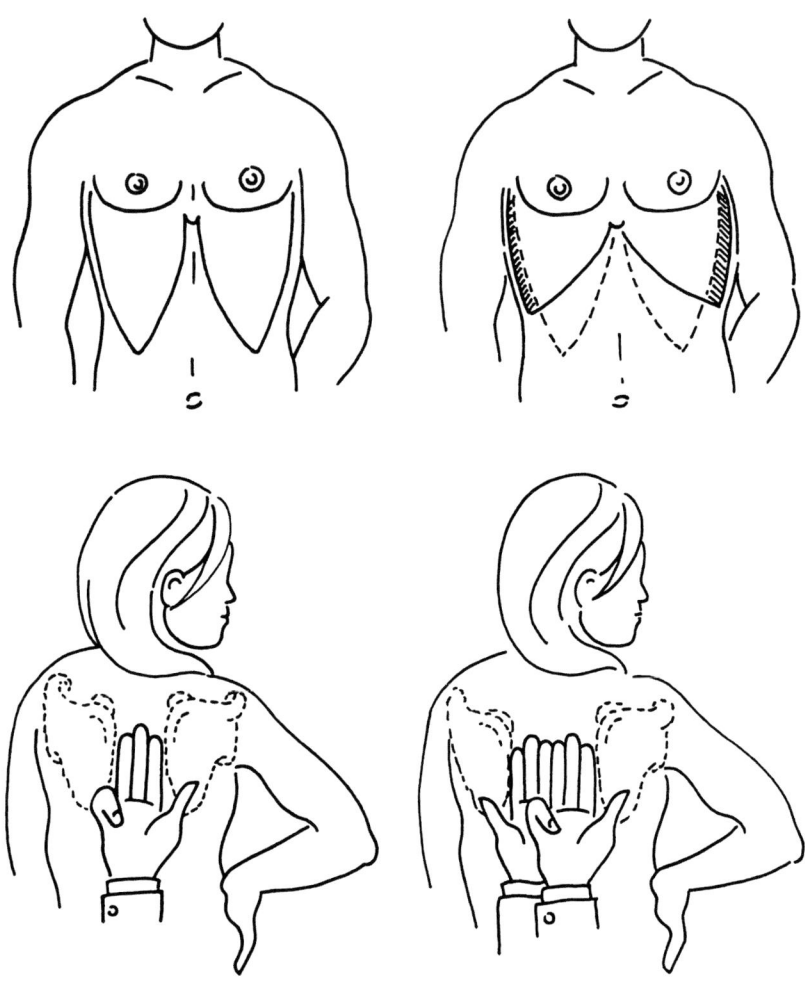

Durch die Anspannung der Rückenmuskulatur werden die Rippen hochgestellt und der Winkel zwischen den Rippen verbreitert sich. Ebenso verbreitert sich der Abstand zwischen den beiden Schulterblättern. Beides sind Anzeichen für eine Höherstellung des Zwerchfells.

Abb.: Christine Schikora

d) Puls- und Atemfrequenz

Ein weiteres Frühzeichen sind Puls- und Atemfrequenz. Der normale Puls (frühmorgens im Bett nach der Nachtruhe gemessen) sollte eine Frequenz von 60/Minute beim Erwachsenen nicht überschreiten. Genauso sollte die Atemfrequenz bei der gleichen Messung nicht über zehn Atemzüge/Minute liegen. Alle höheren Werte sind Zeichen eines erhöhten Bedarfs an Sauerstoff und Hinweise auf eine gestörte Stoffwechselsituation. In den Lehrbüchern der Medizin wird aber eine Atemfrequenz von 14/Minute für normal gehalten. Das zeigt, wie weit sich unsere Wissenschaftler/Professoren bereits von dem gesunden Zustand entfernt haben.

Unsere normale Atmung ist die Bauchatmung. Diese wird aber bei unserer sitzenden Lebensweise wenig benutzt. Wir atmen deshalb häufig nur mit dem Brustkorb und verbrauchen durch die Anspannung der Brustmuskulatur viel mehr Energie als mit der Bauchatmung. Wir können uns selbst beobachten, ob bei der Einatmung sich der Bauch etwas vorwölbt. Denn das heruntertretende Zwerchfell drängt den Darm nach unten und etwas nach vorn. Der Brustkorb wird dabei kaum bewegt. Bei der Bauchatmung haben wir auch ein viel größeres Atemvolumen.

Dies erklärt auch zum Teil die Luftnot bei Älteren oder Übergewichtigen, weil dort häufig nur noch eine Brustkorb-, aber keine Bauchatmung mehr existiert. Dann braucht man auch viel mehr Atemzüge, um genügend Sauerstoff zu erhalten. Wer Sport treibt, wandert, körperlich arbeitet oder singt, der kommt ohne Bauchatmung nicht aus, weil sonst einfach die Luft fehlt. Es gibt also wohl kaum ein besseres Training für eine gesunde Atmung als körperliche Betätigung und Singen.

Wir fassen zusammen: Frühzeichen von Krankheiten können wir an folgenden Veränderungen feststellen:

1. am Aussehen der weiblichen Brust
2. an Größe und Aussehen des Brustkorbs
3. an der Leistungsfähigkeit beim Sport (teilweise)
4. an der Größe des Atemvolumens
5. an der Größe des Winkels zwischen den Rippenbögen vorn
6. am Abstand der beiden Schulterblätter
7. an Puls- und Atemfrequenz in Ruhe
8. an der Bauchatmung

Natürlich sollte dieses Kapitel nicht geschlossen werden, ohne dass der Husten erwähnt wird. Es gibt ihn z.b. als Reizhusten bei trockener Luft, besonders nachts, wenn zu wenig Feuchtigkeit im Schlafraum ist. Dieses Problem ist natürlich leicht zu lösen.

Schwieriger wird es bei immer wieder auftretenden Husten. Hier muss sowohl an das Immunsystem gedacht werden (s. Abschnitt über die Mundhöhle) als auch an eine unschädliche Lokalbehandlung. Neben hustenlösenden Medikamenten hat sich bei uns die Senfmehl-Auflage immer gut bewährt. Senfmehl enthält ein Öl, das dabei über die Haut aufgenommen wird und entzündungshemmend im Lungenbereich wirkt. Es ist eine einfache, wirkungsvolle und leider fast völlig vergessene Methode.

IV. DER BAUCHRAUM

Schon häufig fiel im Zusammenhang mit Früherkennungszeichen der Name Dr. Franz Xaver Mayr. Er hat, mit einer beneidenswerten Beobachtungsgabe ausgestattet, eine genaue Beschreibung der vollständigen Gesundheit und des damit verbundenen idealen Aussehens gegeben. Alle Abweichungen von diesem Idealzustand sind nach Mayr bereits Frühstufen von Störungen, die sich später zu Krankheiten entwickeln können.

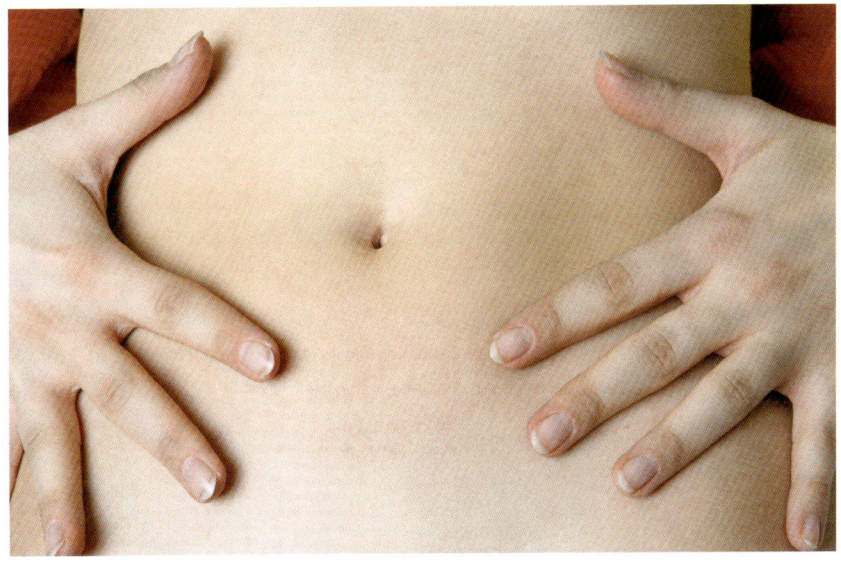

Im Bauchraum gibt es zahlreiche Frühzeichen. Deutet man sie richtig,
kann man ernsthafte Krankheiten vermeiden.
Foto: Matthias Hoch

Mayr wuchs in einem kleinen Dorf im Salzburger Land auf. Er musste im Winter den Kühen das Hinterteil abwaschen, weil es beschmutzt war. Sobald diese Kühe aber im Frühjahr auf der Alm weideten, waren innerhalb von ca. zwei Wochen die Hinterteile sauber. Dies wiederholte sich Jahr um Jahr. Mayr schloss daraus, dass die Winternahrung im Stall zu einer Verschmutzung führte, weil sie nicht optimal war, während die Almwiesen den Kühen das richtige Futter anboten.

Jahrzehnte später hielt er auf Einladung der Wiener Ärzteschaft einen Vortrag über seine Arbeit, bei dem auch zahlreiche Professoren anwesend waren. Seinen Zuhörern stellte Mayr folgende Frage: „Woran erkennt man einen **vollständig gesunden Darm**?" Da die richtige Antwort nicht genannt wurde, gab sie Mayr selbst. Er sagte: „Einen gesunden Darm haben wir dann, wenn wir zum Abputzen nach dem Stuhlgang nicht mehr als ein kleines Stück Toilettenpapier brauchen. Denn ein gesunder Darm verursacht keine Verschmutzung an seinem Ausgang. Dies können wir bei vielen Tieren und auch bei gesunden Menschen, besonders bei Kindern beobachten."

Diese einfache Antwort, deren Richtigkeit leicht überprüft werden kann, verblüffte natürlich seine Zuhörer. Sie gilt aber nach wie vor und zeigt, wie wichtig die genaue Beobachtung für unsere Diagnostik ist. D.h., dass wir mit Augen, Ohr und Händen oft viel mehr herausfinden können als mit komplizierten technischen Untersuchungen. Wir stellen also fest: Das erste Früherkennungszeichen ist die Menge des Toilettenpapiers, die wir nach dem Stuhlgang benötigen.

Das zweite Zeichen ist die **Spannung der Muskulatur** im Bauchraum. Am besten untersuchen wir uns selbst morgens nach dem Schlaf im Bett. Dabei tasten wir unseren Bauch ab. Der gesunde Bauch ist überall weich. Er weist keine verspannten Stellen auf. Denn dort, wo eine Muskelverspannung auftritt, ist der Magen oder Darm darunter schon nicht mehr ganz in Ordnung. Der verspannte Muskel schützt das darunter liegende Organ. Nur ein weicher Bauch kann ein gesunder Bauch sein, auch beim Leistungssportler.

Das dritte Zeichen ist die Form des **abgesetzten Stuhls**. Die sog. „Wurst" muss relativ fest sein, in einem Stück herauskommen, mit leichtem Schleim überzogen sein und etwa wie eine Banane aussehen. Alle Abweichungen von dieser Idealform sind bereits Zeichen einer Störung und sollten eigentlich Anlass sein, die Ursache dieser Störung herauszufinden und sie zu beseitigen.

Eine Wurstform wie etwa „Wiener Würstchen" weist z.B. auf eine Verkrampfung der Enddarmmuskeln hin, die dadurch die Form verändern. Kotballen sind häufig der Ausdruck eines zu trockenen Stuhls aufgrund verlängerter Liegezeit im absteigenden Dickdarm (der Dickdarm hat seinen Namen daher, weil er den Stuhl eindickt, ihm also Wasser entzieht). Eine Stuhlentleerung im Zusammenhang mit Gasen weist auf eine Gärung hin. Wenn die Gase aber unangenehm stinken, sind Schwefelwasserstoffe darin enthalten, die meist aus unzureichend verdautem Eiweiß herrühren und damit eine Darmfäulnis anzeigen.

Uns Ärzten sind diese Frühzeichen normalerweise nicht bekannt, so dass wir sie auch nicht beachten und deuten können. Natürlich ist jede Art von weicherem Stuhlgang nicht mehr ganz normal. Er zeigt eine gereizte Darmmuskulatur an, häufig aufgrund einer Gärung oder einer Infektion. Das Gegenteil, die Verstopfung, zeigt wiederum eine gewisse Lähmung oder Trägheit der Darmmuskulatur an. Die Frage der Häufigkeit des normalen Stuhlgangs liegt bei einem Mal, gelegentlich auch zweimal täglich. Der Stuhlgang wird meist nach dem Frühstück abgesetzt. Eine Stuhlfrequenz von mehr als zweimal pro Tag zeigt also schon eine gewisse Darmreizung und Störung an. Genauso ist es eine deutliche Störung, wenn man nicht täglich Stuhlgang hat.

Ein weiteres wichtiges Zeichen ist die Dauer der **Darmpassage**. Normalerweise sollte sie etwa 18 bis 20 Stunden dauern. Man versteht darunter den Zeitraum, den die Nahrung vom ersten Bissen bis zum Erscheinen als Kot benötigt. Am besten kann man das beurteilen, wenn man z.B. mittags reichlich Spinat isst und am Abend eine Mahlzeit mit Milchbrei (Grieß, Reis) folgen lässt. Dann hat man im Normalfall am nächsten Tag scharf abgegrenzt einen grünen Teil und dann einen gelblichen Teil des Stuhls. Daraus kann man ganz einfach die Passagezeit für die Stuhltätigkeit ablesen. Eine verlängerte Passagezeit bis zu 120 Stunden bei täglichem Stuhlgang ist nicht selten.

Der **Geruch** des normalen Stuhlgangs ist gering und vor allen Dingen nicht unangenehm. Gestank zeigt immer Zersetzungsprozesse im Darm an und ist somit pathologisch. Überhaupt ist die Gasbildung ein wichtiger Hinweis auf Zersetzungsvorgänge. Dabei kommen nur Gärungs- (Zersetzung von Kohlenhydraten) und Fäulnisvorgänge (Zersetzung von Eiweiß) in Frage. Fette werden entweder verdaut oder unverdaut ausgeschieden (s. auch mein Referat „Der Dünndarm – das unbekannte Organ"[7]).

Gar nicht selten tritt eine immer wiederkehrende **Übelkeit** auf. Diese hängt fast immer mit einer Toxin-, also Giftstoffbelastung zusammen. Wenn diese nicht von außen kommt (Benzingeruch, Alkohol, übermäßiges Drehen oder extreme Bewegungen wie Tanzen, Achterbahn u.a.), dann sind es normalerweise Darmtoxine. Die aufgenommene Nahrung blieb dann zu lange im Darm liegen, wurde von Bakterien zersetzt, und es bildeten sich auf diese Weise Giftstoffe. Wir haben mit Hilfe des Muskeltestes[9] häufig festgestellt, dass beim Abendessen irgendetwas nicht gestimmt hat. Bei genauer Nachfrage kann man meist ein bis zwei Nahrungsmittel finden, die eine Belastung darstellten. Wenn diese in Zukunft gemieden werden, dann treten derartige Übelkeitsattacken seltener auf oder können sogar ganz vermieden werden.

Hämorrhoiden oder schmerzhafte Einrisse der Darmwand treten auf bei hartem Stuhlgang und Stauung im Blutkreislauf des Afters. Hämorrhoiden sind kleine Thrombosen, die aber nicht gefährlich sind. Sie heilen auch ohne Behandlung innerhalb einiger Tage ab, wobei allerdings meist ein kleiner vernarbter Knoten zurückbleibt. Der trägt dann wieder zu einer vermehrten Afterbeschmutzung und vermehrtem Verbrauch von Toilettenpapier bei. Aufgrund der anatomischen Verhältnisse der Blutgefäße hängen Hämorrhoiden immer mit Störungen der Leber zusammen. Also können sie nur gebessert werden, wenn vorher auch der Leberstoffwechsel gebessert wurde.

Darmgeräusche entstehen durch das Nebeneinander von Flüssigkeit und Gasen, besonders im Dünndarm, in dem der Verdauungsbrei dünnflüssig ist (daher der Name). Die Gase, die die Geräusche erzeugen, sind bereits pathologisch und weisen auf eine vermehrte Gasbildung hin. Sehr wichtig ist es auch, wenn man den Pulsschlag im Bauch tasten kann, meist oberhalb, unterhalb oder links vom Nabel. Man tastet dann den Puls der Aorta, der Hauptschlagader.

Bei einem gesunden Bauch ist die **Pulsation** nicht tastbar. Erst wenn in der Tiefe der Nabelgegend ein Lymphstau, das sogenannte „Radixödem" auftritt, wird die Pulsation durch die dort gestaute Lymphflüssigkeit fortgeleitet. Oft ist dann in der Tiefe der Nabelgegend auch ein ganz festes Gewebe tastbar, das auf Druck eventuell sogar schmerzhaft ist. Es handelt sich um das sogenanntes „Gekröse", das Haltegewebe des Dünndarms, in dem sich die Bauchlymphe staut. Denn hier verlaufen die Blut -und Lymphgefäße sowie die Nerven, die den Dünndarm versorgen.

Das Gekröse ist nicht nur wegen der Dünndarmversorgung wichtig, sondern auch noch aus einem anderen Grund. Anscheinend ist es nämlich dafür zuständig, zumindest in den meisten Fällen, dass Rückenschmerzen im Bereich der Lendenwirbelsäule auftreten. Auch Ischias-Schmerzen gehören dazu. Denn über das Lymphgewebe des Bauchraumes werden anscheinend auch, zumindest teilweise, die Rückennerven und die Bandscheiben ernährt. Folgende Krankengeschichte ist sehr lehrreich:

Fallbericht:

Meine 32-jährige Patientin wurde mit einem akuten Bandscheibenvorfall notfallmäßig operiert. Danach schleppte sie sich sechs Jahre lang von Arzt zu Arzt mit nach ihren Worten „unerträglichen Rückenschmerzen". Ungezählte Behandlungen mit Krankengymnastik, Massagen, Injektionen, Schröpfungen usw. brachten immer nur kurzfristige Besserung. Neben mir konsultierte sie innerhalb von diesen sechs Jahren ca. 20 verschiedene Ärzte, alles Spezialisten und Experten, ohne dass eine längerfristige Besserung eintrat.

Eines Tages kam sie wieder in meine Praxis, weil „unerträgliche" Rückenschmerzen aufgetreten waren. Eine Therapie mit Schröpfung und Störfeldtherapie brachte überhaupt keine Besserung. Da ich wenige Wochen vorher angefangen hatte, mich ernsthaft mit der Therapie nach F.X.Mayr zu beschäftigen, begann ich bei ihr eine Massage im Sinne einer Dünndarm-Gymnastik. Nach einer 15-minütigen Behandlung war sie weitgehend beschwerdefrei und blieb es auch für ca. drei Wochen. Danach traten die Schmerzen wieder auf und wir verabreichten ihr zehn derartige Dünndarm-Therapien. Seitdem, inzwischen über 14 Jahre, sind nie mehr unerträgliche Rückenschmerzen aufgetreten, obwohl wir bis auf die übliche Krankengymnastik keinerlei weitere Therapien bei ihr mehr gemacht haben. Die einmalige Serie von elf Behandlungen des Dünndarmes mit seinem Lymphabfluss im Gekröse hatte genügt, um sie auf viele Jahre von ihren starken Schmerzen zu befreien.

Derartige Krankheitsverläufe, nur nicht so sensationell, haben wir inzwischen häufig gesehen. Seitdem wissen wir, dass Rückenschmerzen, sogenannte **Lumbalgien, Ischiasbeschwerden und Sakralgien** (Schmerzen im Kreuzbeinbereich) im Wesentlichen von Lymphstauungen des Dünndarmes herrühren. Neben dem ganz offensichtlichen Zeichen des Übergewichtes mit vergrößertem Bauch gibt es auch eine ganze Reihe anderer Zeichen, die zum Teil sehr früh auftreten, aber kaum bekannt sind und deswegen auch selten gewertet werden.

Körperhaltung

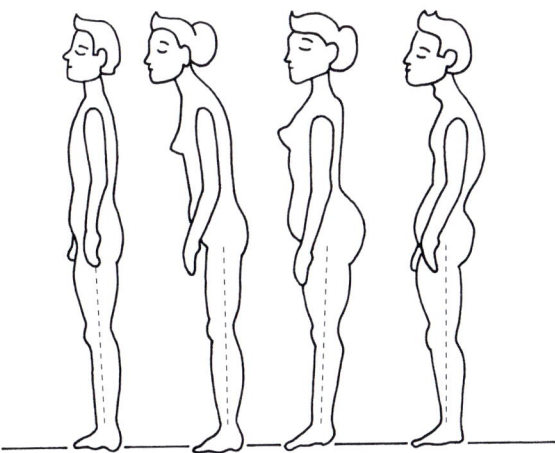

Verschiedene Körperhaltungen, die von der normalen Haltung (links) abweichen, zeigen Störungen im Darm an: Anlaufhaltung, Entenhaltung und lässige Haltung.
Abb.: Christine Schikora

1. Die sogenannte „Entenhaltung":

Bereits im Kleinkindalter von drei bis vier Jahren fällt oft eine Körperhaltung auf, bei der die Kinder den Bauch herausstrecken, ein Hohlkreuz machen und einen etwas hervorstehenden Po haben. Weil diese Haltung der einer Ente ähnlich ist, wurde der Name bereits von Mayr eingeführt. Man könnte nun einwenden, dass dieses Aussehen bei kleinen Kindern sehr häufig ist und bei allen Völkern, auch in den armen Ländern, auftritt. Dies ist allerdings noch kein Argument dafür, dass es sich um eine normale Haltung handelt. Vielmehr kann man auch genügend gleichaltrige Kinder finden, bei denen die Körperhaltung kerzengerade ist und nicht die Bauch- und Po-Vorwölbungen aufweist, besonders wenn die Kinder noch zusätzlich schlank sind.

Die Ursache für die Fehlhaltung liegt darin, dass der Darm erstens gebläht ist durch übermäßige Gasbildung und dass zweitens der Dünndarm sich nicht völlig entleert hat, wie es eigentlich sein sollte. Dadurch wird er schwerer, sinkt etwas nach unten und verlagert den Körperschwerpunkt nach vorn. Da der Mensch immer versucht, im Gleichgewicht zu bleiben, geht er mit der Lendenwirbelsäule ins Hohlkreuz, wobei automatisch der Po etwas nach hinten vorgestreckt wird. Es handelt sich somit um eine darmbedingte Fehlhaltung, die sehr frühzeitig auftreten kann und die sich wieder zurückbildet, sobald die Darmstörung behoben ist.

2. Die sogenannte „lässige Haltung":

„Kind, sitz doch endlich gerade und lass dich nicht so hängen". Wie oft werden wohl derartige Sätze bei unseren Kindern jeden Tag gesagt. Den Eltern fällt auf, dass die Kinder einen krummen Rücken beim Sitzen haben und dass sie für kurze Zeit gerade sitzen können, wenn sie sich darum bemühen. Es dauert aber meist nicht lange und sie sitzen wieder mit krummem Rücken da. Woran liegt es? Mit Sicherheit nicht an dem fehlenden Willen der Kinder, sondern im Wesentlichen an zwei Dingen:

Erstens ist bei solchen Kindern anlagemäßig die Muskulatur nicht so gut ausgebildet wie bei den Kindern mit der „Entenhaltung". Und zweitens besteht bei ihnen ein ähnliches Phänomen, wie bereits oben beschrieben. Nahrungsreste bleiben im Dünndarm liegen, machen ihn schwerer und führen zu einer Verlagerung des Schwerpunktes. Auch hier geht der Körper zur Erhaltung des Gleichgewichtes ins Hohlkreuz. Da aber insgesamt die Muskulatur etwas schwächer ist, kann er sich im Hohlkreuz nicht richtig halten und macht deswegen im Bereich der Brustwirbelsäule einen kleinen Buckel. Der Rücken wird krumm und in schwereren Fällen entwickelt sich sogar die „Scheuermann'sche Erkrankung", bei der diese Krümmung auf Dauer bestehen bleibt.

Beide Störungen beginnen zuerst im Dünndarm aufgrund einer gestörten Verdauung und Darmtätigkeit. Erst daraus entwickeln sich die Fehlhaltungen, die anfangs durchaus rückbildungsfähig sind. Wenn also solch eine Störung festgestellt wird, sollte neben einer Schulung der Wirbelsäulenmuskulatur mit Krankengymnastik, Kräftigungsübungen und dergleichen vor allem eine Sanierung der Darmverhältnisse durchgeführt werden, weil sonst die Rückenbehandlung auf Dauer keinen ausreichenden Erfolg zeigen wird.

3. Die Anlaufhaltung

Es gibt auch Kinder mit einer gering ausgebildeten Rückenmuskulatur, bei denen mit einem leichten Knick in der Lendenwirbelsäule der ganze Oberkörper ein wenig nach vorne fällt. Diese Kinder haben kein Hohlkreuz und auch keine normale Biegung der Lendenwirbelsäule, die sog. Lordose. Die Ursache liegt darin, dass der Dünndarm etwas schwerer geworden ist durch Flüssigkeitseinlagerung und dadurch der Schwerpunkt nach vorne sinkt, wodurch bei einer schwach ausgebildeten Gesamtmuskulatur das Kind sich mit dem Oberkörper nach vorne beugt, um einem Reizzustand des Dünndarms entgegenzuwirken. Aus diesen Fehlhaltungen, die im Kindes- und Jugendalter bereits sehr häufig sind, lässt sich auch das nächste Frühzeichen ableiten:

4. Bei geradem Stehen liegt der Mittelfinger nicht genau auf der Hosennaht, sondern geringgradig davor. Dies zeigt ebenfalls den gestörten Körperschwerpunkt an, der aufgrund der inneren Verhältnisse etwas nach vorn verlagert ist. Die Abweichung ist zwar häufig nur gering, aber sie ist vorhanden. Die Verlagerung des Körperschwerpunktes führt nicht nur zu Veränderungen an der Wirbelsäule mit weiterreichenden Störungen bis in den Kopfbereich, sondern auch zu Fehlbelastungen der Hüft- und Kniegelenke, die dadurch schneller „abgenutzt" werden. Das erklärt neben der ebenfalls sehr häufigen Übersäuerung die Zunahme der Hüft- und Kniegelenksarthrosen auch schon bei jüngeren Menschen. Denn an zu schwerer körperlicher Arbeit kann es heute nicht mehr liegen, wenn die Gelenke (und die Bandscheiben) frühzeitig „verschlissen" sind.

Die wichtigste Teilursache bei den oben beschriebenen Fehlhaltungen und den sich daraus entwickelnden Störungen an Wirbelsäule und Gelenken sind die Störungen im Dünndarm durch Gärung, Gasbildung, Ansammlung von Stuhlresten mit verzögerter Dünndarmentleerung (das hat nichts mit regelmäßigem Stuhlgang zu tun) und Absinken des Dünndarmes nach unten. Dadurch wird, wie bereits beschrieben, der Körperschwerpunkt nach vorn verlagert, und die gesamte Muskulatur (besonders an der Wirbelsäule) muss sich anpassen, um den Körper im Gleichgewicht zu halten (s. auch mein Referat: „Der Dünndarm – das unbekannte Organ"[7]).

Wir müssen also den Darm in Ordnung bringen, wenn wir diese Frühzeichen erkennen und weitere Störungs- oder Krankheitsfolgen vermeiden wollen. Dazu muss man allerdings wissen, wie diese Störungen letztlich entstehen. Das bedeutet, dass man sich mit den Erkenntnissen von Mayr und seinen Schülern beschäftigen muss. Dies gilt natürlich in erster Linie für die Ärzte. Da von dieser Seite aber Mayrs Forschungen weitgehend ignoriert werden, ist jeder einzelne Patient aufgerufen, selbst auf seine Darmgesundheit zu achten.

Es gibt aber noch andere Frühzeichen, die mit dem Bauch, d.h. besonders der Darmstörung, zusammenhängen, z.B.:

5. Die Apfelsinenhaut

Tonnenweise werden Salben eingerieben, jede Menge kosmetische Behandlungen eingesetzt und sehr viel Geld ausgegeben (denn für das gute Aussehen ist trotz aller Sparmaßnahmen noch eine Menge Geld vorhanden) und trotzdem ist fast alles „für die Katz". Warum wohl? Es handelt sich halt in erster Linie nicht um ein Haut-, sondern um ein Bindegewebsproblem. Die Haut reagiert erst, wenn das Bindegewebe schon erheblich belastet ist.

Was ist die Ursache? Die elastischen Fasern im Bindegewebe reagieren recht empfindlich auf Toxine, d.h. Giftbelastungen. Diese Gifte stammen erfahrungsgemäß hauptsächlich aus dem Darm. Es handelt sich dabei besonders um Gärungs- und Fäulnisprodukte, die durch ungenügende Verdauung von Kohlenhydraten und Eiweißprodukten entstehen. Gärungsprodukte sind besonders verschiedene, z. T. sehr giftige Alkohole, Fäulnisprodukte sind Gifte, wie sie z.B. in faulendem Fleisch, Fisch, Eiern entstehen. Sind die Entgiftungsorgane des menschlichen Körpers (hauptsächlich Leber, Nieren, Lunge, Darm, Haut) überfordert, dann werden diese Stoffe vor allem im Bindegewebe abgelagert, das deswegen auch als „Müllabladeplatz des menschlichen Körpers" bezeichnet wird[24]. Hier werden nun neben anderen Teilen auch die elastischen Fasern geschädigt, die ihre Elastizität verlieren. Dadurch kann die Haut nicht mehr straff bleiben, sie welkt, wird faltig oder uneben und ähnelt eher einer Apfelsinenschale als einer glatten, gesunden Apfelhaut. Auch hier gilt dasselbe: Wenn man ursächlich an die Störung herangehen will, dann muss man in erster Linie den Darm sanieren und erst später zusätzlich die Haut behandeln.

6. Kalte Zonen

Im Bauch- und Rückenbereich gibt es verschiedene kalte Zonen:

a) im Oberbauch und um den Nabel: Diese sind Zeichen der gestörten Reflexzonen, zeigen also die Störung des Magens bzw. des Dünndarms an. Treten sie auf, so kann man auf die zugrundeliegende Störung schließen, die im Mittelpunkt einer inneren Therapie stehen sollte. Denn mit äußerlichen Behandlungen wie Einreibungen und Wärmflaschen wird man meist nicht viel erreichen können. Auf diese Reflexzonen bin ich in meinem Referat „Warum wird der Mensch krank?"[8] sowie in meinem Buch „Stufenplan für die Behandlung chronischer Krankheiten"[25] ausführlich eingegangen.

b) im Bereich der Nierenlager beiderseits der Lendenwirbelsäule: Diese zeigen die gestörten Nieren an genauso wie die kalten Füße (s. auch das letzte Kapitel).

c) im unteren Gesäßbereich: Diese Kältezone ist sehr häufig. Sie wird meines Wissens aber bisher in keinem Lehrbuch beschrieben. Es handelt sich um die gestörte Reflexzone des unteren Dickdarms, zu dem sowohl der Blinddarm auf der rechten Seite als auch das Ende des absteigenden Dickarmes links, das sog. Sigma, gehören sowie der letzte Teil des Darmes, der Enddarm. Diese Zone ist ca. zehn Zentimeter breit. Oft erscheint sie wie mit einem Lineal gezogen, da sie scharf oben und unten von zwei deutlich wärmeren Zonen begrenzt wird. Alle Kältezonen weisen auf die zugrundeliegenden Organstörungen hin, die unbedingt behandelt werden sollten. Dann verschwinden auch eventuell die hier genannten Frühzeichen wieder.

7. Warum gibt es so viele Blinddarmoperationen und warum ist diese Operation auch ein Frühzeichen?

Der Ausdruck Blinddarm-Operation ist ja eigentlich falsch. Denn es wird nicht der Blinddarm operiert, sondern der Wurmfortsatz, medizinisch Appendix. Deswegen sprechen Ärzte im Fachjargon auch richtigerweise von Appendicitis und Appendektomie (Entzündung und Entfernung des Wurmfortsatzes). Bei dem Appendix handelt es sich um ein Lymphgewebe, ähnlich den Mandeln im Mund. Dieses Lymphgewebe hat natürlich auch seine Bedeutung, weil es im Bauchraum Gifte unschädlich machen soll. Gefährlich ist diese Angelegenheit nur dadurch, dass bei einer Entzündung des Appendix Eiter in die Bauchhöhle treten und dort eine Bauchhöhlenvereiterung (medizinisch Peritonitis) verursachen kann. Wenn es für den Appendix einen natürlichen Abfluss nach außen gäbe wie bei den Mandeln, dann wäre eine Operation nicht notwendig. Nur durch die abgeschlossene Lage in der Bauchhöhle ist diese Erkrankung so gefährlich.

Was zeigt uns aber eine Appendicitis? Sie zeigt uns, dass unser Immunsystem im Bauchraum auf Hochtouren arbeiten muss. Weil es aber überfordert wird, hat es sich entzündet. Es ist genau das gleiche Problem wie bei den Mandeln im Mund. Auch sie entzünden sich bei Überforderung der körperlichen Abwehr. Eine Operation beseitigt nicht die Ursache, das überforderte Immunsystem, sondern beseitigt nur das Organ, an dem die

Überforderung besonders sichtbar wird. In Bezug auf den Appendix ist das allerdings oft genug lebensnotwendig und lebensrettend.

Trotzdem muss man sich natürlich fragen, warum es zu diesem Zustand überhaupt gekommen ist, und muss sich dann bemühen, sowohl das Immunsystem allgemein zu stärken, als auch dafür zu sorgen, dass es nicht überstrapaziert wird. Das ist dann wieder eine Frage der gesundheitserhaltenden Ernährung, der Abhärtung, der ausreichenden Ausscheidung von Giftstoffen und Schlacken und natürlich auch der seelischen Stabilität. Alle diese Faktoren können sich sehr positiv oder negativ auf unser Immunsystem auswirken. Aus diesem Grunde ist eine Appendektomie ein Frühzeichen des gestörten Immunsystems im Bauch und sollte für uns der Hinweis auf die Verbesserung unserer Gesundheitsvorsorge sein.

8. Auch andere Störungen im Unterleib hängen oft mit einer Darmstörung zusammen, z.B. Menstruationsschmerzen, Unregelmäßigkeiten der Menstruation, Ausfluss und z.T. auch die Unfruchtbarkeit. Zumindest lassen sich viele dieser Störungen durch eine intensive Darmregenerationskur bessern, eventuell auch beseitigen. Natürlich spielen oft auch Hormonstörungen eine Rolle. Da aber die Eierstöcke nur wenige Millimeter vom Darm entfernt sind und, wie wir inzwischen wissen, in der Zivilisation nur wenige Menschen mit völlig gesunden Verdauungsorganen leben, ist allein aus der anatomischen Lage der Eierstöcke zum Darm leicht eine Beeinflussung zu verstehen. In ähnlicher Weise ist auch das Analekzem zu erklären. Wir wissen, dass Hautkrankheiten oft erst dann auftreten, wenn die anderen Entgiftungsorgane nicht mehr zu einer ausreichenden Giftausleitung in der Lage sind. Dann wird die Haut als Ventil benutzt. Dabei spielen auch Schwächen in der Leber- und Nierenentgiftung eine Rolle. Außerdem sind viele Ekzeme Folgen von Allergien auf Nahrungsmittel (s. auch Abschnitt über Neurodermitis).

Die sog. **„Reizblase"** oder rezidivierende Blasenentzündungen sind ebenfalls mit dem geschwächten Immunsystem, einer Störung im Darm (kalte
Gesäßzone) sowie einer geschwächten Niere (kalte Füße) in Verbindung
zu bringen. Die reine Lokalbehandlung der Blase führt selten zum Erfolg,
sondern fast nur die Beachtung der immer wieder angeführten allgemeinen Gesundheitsgrundsätze: Stärkung des Immunsystems, Abhärtung,
Darmsanierung, Vermeiden von Nahrungsmittelallergenen und damit
auch die Reduzierung von Entzündungen.

So weisen die vielen Frühzeichen an allen Körperregionen und Organen
immer wieder auf die Überlastung unseres Organismus durch vielfältige Stoffwechselprodukte hin, die oft im Körper entstehen, wie Übersäuerung, Gärungs- und Fäulnisprodukte. Erst wenn wir diesen Zusammenhang akzeptieren und dann richtig behandeln, können wir unsere
Gesundheit wieder herstellen, soweit es überhaupt noch möglich ist. Die
Wiederherstellung der Gesundheit ist aber hauptsächlich unser eigenes
Problem, das wir mit Hilfe erfahrener Ärzte selbst lösen müssen.

V. DIE BEINE

Wir nähern uns dem Ende der Früherkennungszeichen bei Störungen und Krankheiten. Ich hoffe, dass ich damit das Interesse auch an einer Frühbehandlung wecken konnte. Diese können wir häufig selbst ohne große Kosten durchführen. Eine gute hausärztliche Betreuung ist natürlich wichtig, auf naturheilkundlichem Gebiet haben die meisten Ärzte aber zu wenig Wissen und oft auch zu wenig Interesse. Was finden wir nun an krankhaften Frühzeichen der Beine?

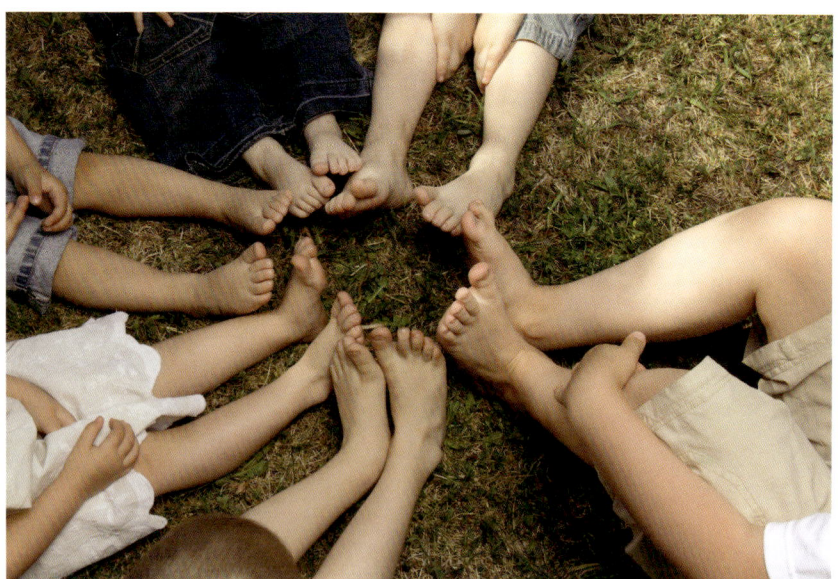

Auch Frühzeichen an Beinen und Füßen können auf verschiedene Krankheiten aufmerksam machen. Foto: Chepko Danil Vitalevich, shutterstock.com

1. Die Beinlängendifferenz:

Die unterschiedliche Beinlänge wird recht häufig durch Ärzte oder Physiotherapeuten festgestellt. Für den Laien ist sie selten zu erkennen. Oft sind die Beine aber gleich lang – sie sehen nur unterschiedlich lang aus, weil das Becken etwas zur Seite gekippt ist. Dadurch kann eine Hüfte nach oben gezogen sein und eine Beinlängendifferenz vortäuschen. D.h. die seitliche Beckenkippung ist dann die Ursache der vermeintlich unterschiedlichen Beinlänge. Durch eine genaue Untersuchung (Hausarzt, Orthopäde, Physiotherapeut) lässt sich eine Beckenschiefhaltung meist recht schnell nachweisen. Man braucht dazu kein Röntgenbild. Was ist die Ursache für dieses Phänomen?

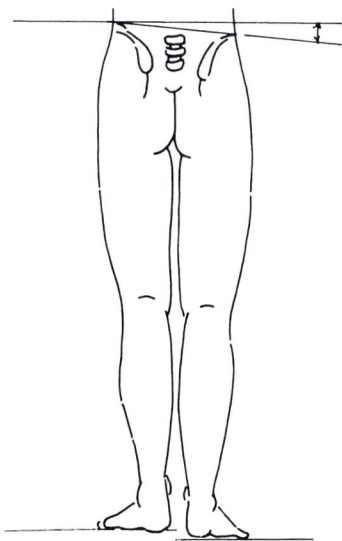

Eine Beinlängendifferenz ist oftmals nur vorgetäuscht durch ein gekipptes Becken, was Hinweise auf einseitige Störungen im Darm gibt. Abb.: Christine Schikora

Häufig ist es eine einseitige Verspannung der Rückenmuskulatur, die wiederum durch eine einseitige Störung im Darm (oft Dickdarm) hervorgerufen wird, z.b. rechts durch eine chronische Blinddarmreizung (führt zu einer Verspannung der rechtsseitigen Rückenmuskulatur, mit Anheben der rechten Hüfte und vermeintlicher Verkürzung des rechten Beines) oder auf der linken Seite durch eine Reizung des absteigenden Dickdarms und des sog. Sigmas mit gleichartigen Folgen für das linke Bein.

Man muss also die echte von der vermeintlichen Beinlängendifferenz unterscheiden. Bei der echten muss orthopädisch gearbeitet werden, eventuell sogar mit einer Operation. Die vermeintliche kann man mit gezielten naturheilkundlichen Maßnahmen oft deutlich bessern oder beseitigen.

2. Der Senk-, Knick-, Spreizfuß (volkstümlich „Plattfuß"):

Im Kleinkindalter haben alle Kinder einen solchen Fuß. Erst mit ca. vier Jahren wird das Fußgewölbe so weit gekräftigt, dass es sich normal ausbildet und der innere Mittelteil des Fußes beim Gehen den Boden nicht mehr berührt. Gutes Schuhwerk, Barfußlaufen (vor allem auf unebenem Erd- und Sandboden), Gehen auf den Zehenspitzen und andere Übungen tragen dazu bei, die Fußmuskulatur zu stärken und das Fußgewölbe auszubilden.

Heutzutage haben sehr viele Jugendliche mit Problemen des Senk-, Knick- und Spreizfußes zu tun. Ich erinnere mich, dass während meiner Zeit als Arzt bei der Bundeswehr zwei Drittel der Rekruten wegen dieses Fußproblems orthopädisch behandelt werden mussten, d.h., sie waren latent fußkrank. Wenn man das auf unsere Gesamtbevölkerung hochrechnet, kommt man zu gewaltigen Zahlen.

Der Senk-Knick-Spreizfuß ist hauptsächlich ein Problem des geschwächten Bindegewebes. Dies hängt wieder, wie im Abschnitt über den Bauchraum geschrieben, mit Toxinbildung, Schädigung der elastischen Fasern und daraus folgendem Elastizitätsverlust der Bänder und Sehnen zusammen. Auch die Häufigkeit von Sportverletzungen, besonders Zerrungen und Bänderrisse, ist auf diese Weise zu erklären. Denn normalerweise sind unsere Muskeln, Sehnen und Bänder so elastisch, dass sie die üblichen Belastungen beim Gehen auf unebenem Gelände, Laufen und normalem Sport gut aushalten. Zerrungen sind relativ selten, genauso wie wir sie ja auch bei unseren Hunden und anderen Haustieren nur selten beobachten können.

3. Kalte Füße:
Diese sind auch bereits im Kleinkindalter sehr häufig. Sie zeigen die allgemeine Nierenschwäche an sowie eine beginnende Durchblutungsstörung der Zehen. Hier spielen sowohl anlagebedingte Schwächen (Niere) als auch eine frühzeitige Verschlackungsneigung eine Rolle. Diese Kinder sind insgesamt anfälliger für Krankheiten und oft wenig robust (dafür aber oft zäh).

4. Auch die sog. „Besenreiser-Venen" sind eine Bindegewebsschwäche.
Sie hängen wohl damit zusammen, dass aufgrund einer allgemeinen Übersäuerung Mineralstoffe (Kalzium, Magnesium, Zink u.a.) aus einigen Geweben herausgelöst werden (z.B. Knochen, Knorpel, Venen), um damit der Übersäuerung entgegenzuwirken, die Säuren zu neutralisieren und damit unschädlich zu machen. Da wir mit unserer Nahrung oft zu wenige Mineralstoffe aufnehmen, um die anfallenden Säuren zu neutralisieren, werden die körpereigenen Reservoirs genommen.

Besenreiservarizen sind die Vorstufe von den üblichen Krampfadern, die sich auf die gleiche Art entwickeln. Bei medizinischen Studien in Südafrika hat man gefunden, dass die eingeborene schwarze Bevölkerung keine Krampfadern bekommt, solange sie sich an die traditionelle Ernährung und Lebensweise hält. Auch Frauen, die zehn Kinder geboren haben, leiden nicht daran. Sobald die gleiche Bevölkerung aber Ernährung und Gewohnheiten der weißen Bevölkerung übernehmen, z.B. in den Bergwerken, Minen und Fabriken, treten nach einigen Jahren neben vielen anderen Zivilisationskrankheiten auch häufig Krampfadern auf[26]. Man kann daraus schließen, dass es sich bei diesem Krankheitsbild um ein Zivilisationsproblem handelt, das wiederum stark mit Übersäuerung und Darmstörungen verbunden ist.

5. „Wachstums-Schmerzen":

Diese Bezeichnung ist sicherlich irreführend. Es gibt zwar Schmerzen, die im Kindesalter während des Wachstums auftreten. Es hat aber noch niemand den Beweis antreten können, dass körperliches Wachstum weh tut. Vielmehr handelt es sich sicherlich wieder um ein Problem der Übersäuerung, das inzwischen sehr häufig geworden ist und immer noch zunimmt. Denn wenn die entsprechenden Gesundheitsmaßnahmen getroffen werden, dann verschwinden die angeblichen Wachstumsschmerzen ohne weitere Behandlung.

6. Knieschmerzen:

Viele Menschen leiden heute unter Kniebeschwerden, ohne dass man einen wesentlichen Grund dafür erkennen kann. Diese Schmerzen liegen meist an der Innenseite der Kniegelenke, selten an der Außenseite. Es handelt sich dabei um ein Problem des Energiestaus an der Oberschenkelinnenseite. Diese hängt zusammen mit Störungen der Niere, der Leber und der Bauchspeicheldrüse (rechts) bzw. der Milz (links), deren Energiemeridiane an der Oberschenkelinnenseite verlaufen (Lehre der Akupunktur). Wenn man gezielt die dortigen Störungen behandelt, z.B. mit homöopathischen Injektionen, dann kann man sehr häufig den Knieschmerz beseitigen.

Zusätzlich muss man allerdings auch an die jeweilig zuständige Darmregion denken und diese mitbehandeln. Auf der rechten Seite ist das die sogenannte Blinddarm-, auf der linken Seite die Sigmaregion. Störungen in diesen Bereichen führen aufgrund der sogenannten Segmentbeziehung[8] ebenfalls zu Störungen an den Knien und oft auch an den Hüften.

Fallbeispiel:

Ein 34-jähriger Fußballspieler musste seinen Sport aufgeben, weil er während und besonders nach den Spielen immer wieder starke Knieschmerzen hatte. Beim Orthopäden wurden entsprechende Untersuchungen und auch Gelenkspiegelungen (Arthroskopie) mit „sogenannter Glättung der Gelenkknorpel" durchgeführt. Trotzdem blieben die Schmerzen und der Patient nahm regelmäßig entzündungshemmende Schmerzmittel. Neben der bei uns üblichen Fußreflexzonentherapie, einigen homöopathischen Injektionen ins Kniegelenk und einer gewissen Ernährungsumstellung haben wir bei ihm nur einige Male die oben genannten Injektionen an der Oberschenkelinnenseite bzw. der zugehörigen Dickdarmregion durchgeführt. Bereits nach vier Behandlungstagen ging es ihm besser, nach sechs Wochen war er beschwerdefrei. Er konnte auch wieder Fußball spielen, hat seine Gelenke allerdings jetzt mehr geschont und beachtet als früher. Selbst zwei Jahre nach dieser Behandlung waren keine neuen Schmerzen aufgetreten.

Sehr viele Beschwerden in den Beinen (Hüfte, Oberschenkel, Knie, Unterschenkel, Knöchel, Fuß) hängen mit Muskelverkürzungen zusammen, die zu erhöhter Spannung in Muskeln und Gelenken führen. Auf diese Zusammenhänge macht besonders das bereits erwähnte LnB®-Trainingssystem[22] aufmerksam, mit dem derartige Schmerzen relativ einfach wegtrainiert werden können. Auch Muskelkrämpfe können auf diese Art beseitigt und verhindert werden.

Da wir uns in der heutigen Zeit im Allgemeinen wenig bewegen, benötigen wir viele Muskeln nur noch selten. Sie verkümmern durch Nichtgebrauch. Im Gegenzug geraten Muskeln, die wir viel gebrauchen, in eine erhöhte Spannung. So kommen wir mit der Zeit in ein muskuläres Ungleichgewicht. Wir sitzen z.B. viel zu viel, beim Essen, im Auto, bei der Arbeit, beim Fernsehen. Dadurch verkürzt sich allmählich unsere Bauchmuskulatur. Es entsteht auf diese Weise eine erhöhte Spannung an der vorderen Lendenwirbelsäule, wodurch leicht Bandscheiben nach außen gedrückt werden können. Ein Bandscheibenvorfall ist somit durch diese Körperhaltung fast vorprogrammiert. Deswegen helfen vorbeugend häufig auch eine gezielte Schulung der Rückenmuskulatur und besonders das LnB-Programm.

7. Auch **Veränderungen an Fußzehen und Zehennägeln** sind einfach zu erklären. An der Großzehe beginnen die Energielinien (Meridiane) der Leber bzw. der Bauchspeicheldrüse (rechts) und der Milz (links). Schwächen dieser Organe führen auch zu Schwächen der Meridiane. So ist die Entstehung des Hallux valgus (Ballen), der Hammerzehen, der Verkrümmung anderer Zehen, besonders der vierten und fünften, leicht erklärbar. Die zweite Zehe hängt mit dem Magen, die vierte mit der Gallenblase, die fünfte mit der Niere zusammen. Schwächen dieser Organe wirken sich auch an den Zehen aus und führen dort zu den geschilderten Veränderungen.

Diese betreffen ebenso die Nagel- und Nagelbettveränderungen sowie eventuelles Auftreten von Fußpilz. Daran ist nicht das böse Schwimmbad schuld, sondern die lokale Abwehrschwäche an bestimmten Zehen. Denn selten erkranken alle Zehen und Zehenzwischenräume, sondern meist nur einzelne Stellen. Auch das Auftreten von Hühneraugen und sogenanntem Fußdorn ist sicherlich nicht reiner Zufall, sondern eher energetisch aufgrund von geschwächten Organen bedingt.

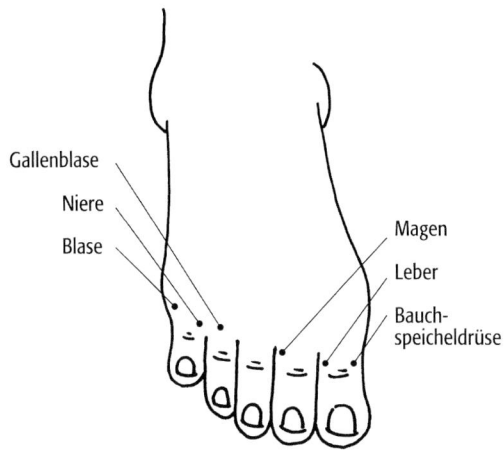

In den Zehen beginnen die Energiemeridiane verschiedener Organe. So erklären sich
Veränderungen an den Zehen durch Störungen der jeweiligen Organe.
Abb.: Christine Schikora

Auch der Spreiz-, Senk- oder Knickfuß ist kein unabwendbares Schicksal. Er hängt mit der fehlenden Schulung unserer Fußmuskulatur zusammen. Wir gehen zu wenig barfuß und sind kaum in der Lage, diese Muskulatur zu trainieren. Also verkümmert sie etwas und der Mittelfuß drückt sich nach unten durch. Mit einem gezielten Training über einen längeren Zeitraum könnten wir diese Schwäche beheben. Also sollten wir schon die Kinder möglichst viel auf natürlichem Boden barfuß gehen lassen.

Auf die Entstehung von Ischias-Schmerzen bin ich schon in dem Kapitel über den Bauchraum eingegangen. Es ist ein Nervenschmerz aufgrund einer Minderversorgung der Nerven an der Wirbelsäule, der meist durch eine Störung im Lymphsystem des Darmes, das vor der Wirbelsäule liegt, ausgelöst wird.

SCHLUSSWORT

So gibt es für fast alle Erscheinungen auch logische Erklärungen, die sich dann als wahr herausstellen, wenn die entsprechende Therapie zu einer Verbesserung des Zustandes oder gar zu einer Ausheilung führt. Wir können in der Naturheilkunde also unsere Thesen oft sehr gut untermauern, weil unsere Behandlungen häufig mit einem Erfolg verbunden sind, ohne dass wir mit Nebenwirkungen durch unsere Therapie zu rechnen haben. Es wird Zeit, dass nicht nur Kassenfunktionäre und Politiker, sondern vor allem die Ärzteschaft als Berufsstand einsehen, dass naturheilkundliche Erfolge wissenschaftlich sind, auch wenn sie nicht mit dem derzeitigen Universitätswissen erklärt werden können. Denn sie beruhen auf Wissen. Wir naturheilkundlichen Ärzte können sie logisch erklären und auch reproduzieren, wobei wir allerdings jeden Patienten als Individuum ganz individuell behandeln müssen. Dann stellt sich auch der Erfolg ein. Es handelt sich also nicht um Einbildung/Suggestion, wie uns oft unterstellt wird, sondern um die richtige Deutung und anschließende konsequente Behandlung der diversen Krankheitszeichen. Ich hoffe, dass dieses Buch zu einem besseren Verständnis der Zusammenhänge beiträgt und vielleicht auch manchen Arzt dazu ermuntert, mit anderen Augen zu sehen und mit anderen Methoden zu therapieren.

Die Schlosspark-Klinik Dr. von Rosen in Gersfeld
Gesund werden – gesund bleiben!

Die *naturgemäße Ganzheitsmedizin* steht im Vordergrund der Schloss-park-Klinik Dr. von Rosen. Die ganzheitliche Betrachtung des Menschen ist der Ausgangspunkt für die Diagnostik und Therapie. Aus Erfahrung wissen wir, dass neben den *äußeren Ursachen* auch *Belastungen im persönlichen Bereich, im Berufsleben und im sozialen Umfeld* eines Patienten wesentlich zu einer Erkrankung beitragen können.

Die Klinik bietet die von vielen Patienten gewollte *Synthese von sachkundiger Naturheilkunde und „sanfter" Schulmedizin*. Dabei lässt es sich in einer kleinen Klinik oft genauer und individueller arbeiten als in einer großen. Die Ärzte sind an jedem einzelnen Patienten interessiert und bauen persönliche Bindungen auf, die in das Therapie-

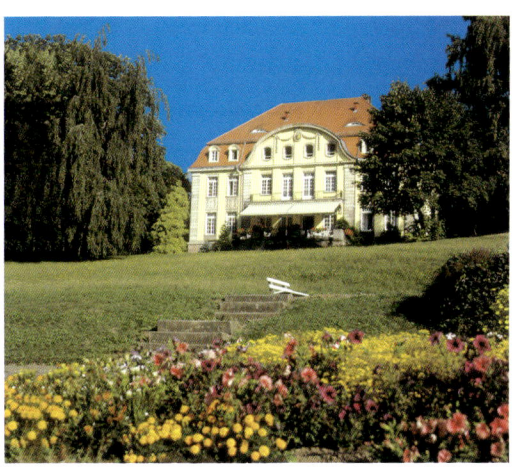

Schlosspark-Klinik Dr. von Rosen. Foto privat

konzept einfließen. So werden Wünsche und Bedürfnisse von Patienten mit medizinischem Sachverstand nahezu optimal koordiniert und in eine *nebenwirkungsfreie, sanfte Medizin* umgesetzt.

Weitere Informationen unter **www.schloss-klinik.de**

QUELLENNACHWEIS

1. Franz Xaver Mayr: Fundamente zur Diagnostik der Verdauungskrankheiten, Turm-Verlag, Bietigheim 1998, S. 1, ISBN 3 7999 0167 1

2. Thomas Feichtinger: Antlitzanalyse in der Biochemie nach Dr. Schüßler, Susana Niedan Haug Verlag Stuttgart 2002, ISBN 3-8304-7151-3

3. Huter, C.: Hauptwerk Menschenkenntnis. Körperformen und Gesichtsausdruckskunde, Kaltenbach Verlag, CH/Dürnten 1992

4. Dr. Hickethier, Kurt: Sonnerschau, Lehrbuch der Antlitzdiagnostik, Verlag Charlotte Depke, Kemmenau 1993

5. von Rosen, Jürgen: Naturheilkunde für Jeden, Verlag Via Nova 2010, ISBN 978-3-86616-166-5

6. von Rosen, Jürgen: Fahrplan Gesundheit, Verlag Via Nova 2012, ISBN 978-3-86616-216-7

7. von Rosen, Jürgen: Der Dünndarm, das unbekannte Organ, Sonderdruck über www.schloss-klinik.de/Publikationen/Fachartikel

8. von Rosen, Jürgen: Warum wird der Mensch krank?, Sonderdruck über www.schloss-klinik.de/Publikationen/Fachartikel

9. Diamond, John: Der Körper lügt nicht, VAK 1991

10. Juice Plus® über www.juiceplus.com/+freiherrvonrosen4626d

11. von Rosen, Jürgen: Über das Lymphsystem, Sonderdruck über www.schloss-klinik.de/Publikationen/Fachartikel

12. Krämer, D.: Neue Therapie mit Bachblüten 2, Verlag Ansata, Schweiz 1994, ISBN 3/7157-0127-7

13. Dr. Lehnert: Reform-Rundschau Heft 5/2003

14. Bachler, Käthe: Erfahrung einer Rutengängerin, Linz, 1981

15. Handbuch der Geo- und Baubiologie – Herausgeber Münchener Gesellschaft für Geo- und Baubiologie, Selbstverlag Dr. Schulte-Uebbing, München, ISBN 3-9800902-0-5

16. von Rosen, Jürgen: Irisdiagnostik – Die Zeichen im Auge richtig deuten – Zeitschrift „Der Naturarzt" Nr. 5/Mai 2000, Sonderdruck über www.schloss-klinik.de/Publikationen/Fachartikel

17. Dr. med. Gleditsch, Jochen, M.: Mundakupunktur, biologisch-medizinische Verlagsgesellschaft mbH & Co. KG, Schorndorf, 1979, ISBN 3-921 1988-28-4

18. Amalgamstudie der Kieler Universität von 1997, ISBN 3-00-00-2089-6

19. Daunderer: Handbuch der Amalgam-Vergiftung, Ecomed Verlag, Landsberg 1992

20. Voll, R./ Kramer, F.: Wechselbeziehungen von odontogenen Herden zu Organen und Gewebesystemen, Med. Lit. Verlagsanstalt, Uelzen 1973

21. von Rosen, Jürgen: Über das Abendessen und die Entstehung der Krankheitskaskade, Sonderdruck über www.schloss-klinik.de/Publikationen/Fachartikel

22. Bracht, Petra und Liebscher-Bracht, Roland: Der Schmerz-Code, LnB Verlag 2010, ISBN 978-3-9813717-8-9

23. Knoll, Britta: Die Mesotherapie

24. Heine, Hartmut: Lehrbuch der Naturheilkunde, Hippokrates-Verlag, 1996

25. von Rosen, Jürgen: Stufenplan für die Behandlung chronischer Krankheiten, Haug Verlag, Heidelberg 1993, ISBN 3-7760-1323-0, vergriffen

26. T.L. Cleave M.R.C.P. G.D. Campbell M.B., Ch.B.: Die Saccharidose, Bircher-Brenner-Verlag, Bad Homburg v.d.H.

Weitere Bücher aus dem Verlag Via Nova:

Naturheilkunde für jeden
Ein Wegweiser für eine bessere Gesundheit
Dr. med. Jürgen Freiherr von Rosen

3. Auflage

Hardcover, 128 Seiten, ISBN 978-3-86616-166-5

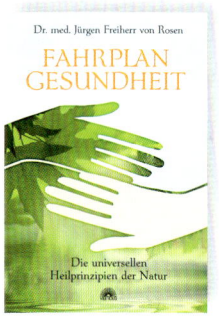

Ein praktischer und auch für den Laien gut verständlicher Leitfaden über die Vorteile und Anwendungsmöglichkeiten der Naturheilkunde mit vielen Tipps zur Gesundheitsvorsorge. Dem Thema Krebs ist ein eigenes Kapitel gewidmet. Im Register der häufigsten Krankheiten werden typische Symptome beschrieben und – soweit möglich – Empfehlungen für naturheilkundliche Therapien ausgesprochen. Das Buch zeigt auf, dass jeder ganz einfach Gesundheitsvorsorge betreiben kann - durch eine Lebensführung im Einklang mit der Natur. Ein aufschlussreicher Ratgeber für alle, die auf natürliche Weise gesund bleiben oder werden wollen!

Fahrplan Gesundheit
Die universellen Heilprinzipien der Natur
Dr. med. Jürgen Freiherr von Rosen

Hardcover, 112 Seiten, 20 farbige Fotos, ISBN 978-3-86616-216-7

Dieses Buch regt an, sich umfassend mit den universellen Heilprinzipien der Natur zu beschäftigen und mit deren Kenntnis neue Wege zu gehen und neue Verhaltensweisen einzuhalten, um eine optimale Gesundheit zu erreichen. Der Autor ist der Überzeugung, dass nachhaltige Gesundheit und Leistungsfähigkeit bis ins hohe Alter möglich sind. Er stellt eine Vision vom optimalen Gesundsein vor, die er selbst vorlebt. Alle wichtigen Grundprinzipien einer gesunden Lebensweise werden dargestellt. Zum Beispiel: Ernährung, Ausdauersport, Schlaf und Schlafplatz, Heilung von Blockaden, Intuition, geistige Einstellung. Dieses Buch gibt dem Leser überzeugende und wirksame Ratschläge, auch wie man entsprechende Kosten sparen kann.

Die Kunst gesund zu leben
Mein Programm für Ernährung, Bewegung und Balance
Prof. Franz Decker

Paperback, 256 Seiten, 42 Grafiken, ISBN 978-3-86616-157-3

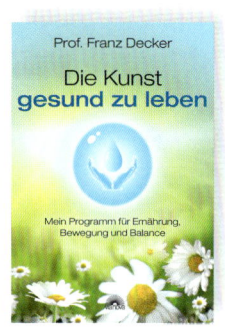

Ein 12-Schritte-Lebensprogramm für mehr Lebensqualität und Gesundheit. Es ist heute nicht leicht, gesund zu leben. Viele Menschen sind müde, energielos, ausgebrannt, schlecht gelaunt, zu dick und kränkeln. Moderne „Krankheiten befallen uns nicht aus heiterem Himmel, sondern entwickeln sich aus täglichen kleinen Sünden wider die Natur" (Hippokrates). Wir brauchen deshalb die Kunst, gesund zu leben. Gesundheit und Vitalität bis ins hohe Alter sind heute mehr als je zuvor von der Entscheidung für eine gesunde Lebensweise, eine bewusste Denk- und Lebensmentalität abhängig. So kann man modernen Lebenskrankheiten vorbeugen und ein erfülltes Leben führen. Das Buch zeigt den Weg zu einer solchen neuen Lebenskunst mit Lebensqualität und Lebens-Balance. Es enthält zahlreiche Tipps, Übungen, Mentaltrainings-Situationen und Erfahrungen, welche die Wirksamkeit des 12-Schritte-Lebensprogramms verstärken.

Das Gesundheitsbuch der
Hl. Hildegard von Bingen
Die besten Heilmittel der Hildegardmedizin
Peter Pukownik

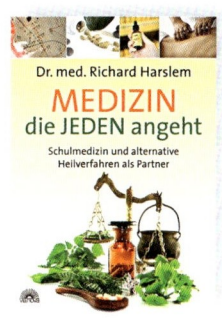

Hardcover, 176 Seiten, 40 farbige Abbildungen, ISBN 978-3-86616-232-7

In diesem Buch erfahren Sie, wie man die Heilkräfte der Natur richtig nutzt, Erkrankungen vorbeugen oder auf natürliche Weise selbst heilen, seine Gesundheit erhalten kann. Zum besseren Verständnis der Hildegard-Heilkunde geht der Autor auch auf Hildegards Welt- und Menschenbild ein: Die Gesundheit ist für sie ein lebenslanger, kreativer Prozess, der eine neue Lebensumstellung, eine ganzheitliche religiös-sittliche Haltung, eine Änderung krankmachender Lebensgewohnheiten, die Einhaltung von Lebensrhythmen, den bewussten Umgang mit der Natur und das rechte Maß umfasst.. Vor allem werden die Heilmittel der Hildegardmedizin, ihre Herstellung, ihre Anwendung und ihre körperliche und psychische Wirkung dargestellt, sowie Möglichkeiten der Behandlung verschiedener Krankheiten und Beschwerden, einschließlich der Empfehlungen für das Heilfasten.

Medizin die JEDEN angeht
Schulmedizin und alternative Heilverfahren als Partner
Dr. med. Richard Harslem

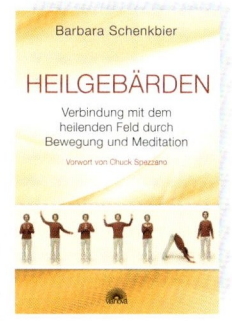

Paperback, 208 Seiten, ISBN 978-3-86616-204-4

Auf der Grundlage neuester wissenschaftlicher Erkenntnisse der Physik, der Hirn- und Placeboforschung zeigt dieses Buch anhand einfacher Alltagsbeispiele den gemeinsamen Nenner aller Heilmethoden sowohl der Schulmedizin als auch alternativer Heilverfahren auf: Der Patient muss im Mittelpunkt stehen, eine optimale Kommunikation zwischen ihm und dem behandelnden Arzt/Heiler wird die beste Heilmethode finden. Dieses dargestellte „menschenwürdige" Medizinverständnis und die zahlreichen, praktisch umsetzbaren Informationen sind für alle, die mit dem Gesundheitswesen und der Gesundheitserziehung zu tun haben, von großer Bedeutung, interessant und lesenswert, aber auch für alle, die gesund werden wollen! So können die Heilungschancen der einzelnen Patienten erhöht werden. Die Erkenntnisse des Autors wollen einer besseren Volksgesundheit dienen und Kosten senken.

Heilgebärden
Verbindung mit dem heilenden Feld durch Bewegung und Meditation – Vorwort von Chuck Spezzano
Barbara Schenkbier

Hardcover, 160 Seiten, 42 mehrfarbige Fotos, ISBN 978-3-86616-175-7

Die Heilgebärden sind im Rahmen der Ausbildung für spirituelle Heilung inspirativ von der Autorin Barbara Schenkbier empfangen und ausgestaltet worden. Sie sind für jeden leicht durchzuführen. Achtsame Gebärden und Haltungen öffnen den Übenden für den Strom der Heilenergie aus dem heilenden Feld. Dynamische Bewegungen und Energiemassage aktivieren die Lebensenergie, so dass der Körper und die Feinstoffebenen durchströmt und geheilt werden. In der wachen Vergegenwärtigung der strömenden Heilkraft und in den Meditationen werden auch Geist und Seele angesprochen und wichtige spirituelle Grundhaltungen wie Achtsamkeit, Hingabe und Demut entfaltet.

Die inneren Heilkräfte erwecken
Heilung von • Krankheiten • Beziehungen • Lebensumständen
Chuck Spezzano

Hardcover, 256 Seiten, ISBN 978-3-86616-259-4

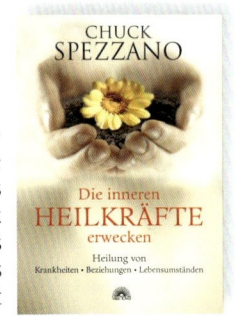

Hinter unseren Krankheiten, Beziehungs- und Lebensproblemen stecken sehr oft unbewusste und unterbewusste Lebensmuster. Diese in ihrer ganzen Tiefe zu erkennen und aufzulösen, um ein gesundes und erfülltes Leben zu führen, dazu lädt das neue Buch von Chuck Spezzano ein. Das Besondere dieses neuen Meisterwerkes ist, dass der Leser hier Erkenntnisse, Methoden und Techniken findet, die aus Spezzanos unmittelbarer, über 35-jährigen therapeutischen Arbeit stammen. Dieses Buch vermittelt lebendiges Wissen und vitale Weisheiten mit sehr praxisbezogenen Methoden und Übungen. Ein heilsamer Ratgeber und weiser Begleiter auf der Reise zu sich selbst, zu mehr Gesundheit, Zufriedenheit und Lebensfreude.

Das Buch der Selbstheilung
Mit Imagination die inneren Potentiale stärken und entfalten
Heilsame Übungen für die Reise nach innen
Alexandra Kleeberg

Paperback, 352 Seiten, ISBN 978-3-86616-244-0

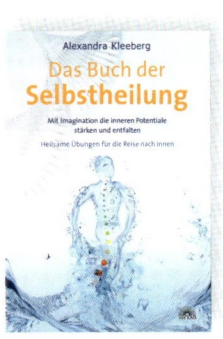

Die Autorin komponiert Selbstheilungstechniken aus verschiedenen Kulturen und Zeiten in einen für uns heutige Menschen entwickelten Kanon der Heilung: Wo die Energie den heilenden Vorstellungen, den inneren Bildern folgt, verwirklicht sich Gesundheit im Körper. Auf spielerisch leichten und tiefgründig weisen Pfaden werden die Leser/Innen durch das Kraftfeld der Imagination geführt. Sie können eintauchen in das Meer unendlicher Möglichkeiten und Heilung erlangen. Mit Exkursen in die Welt der Forschung und der Einbeziehung der Archetypen von C.G. Jung, mit einer begeisterten Beschreibung der wichtigsten gesundheitsfördernden Grundeinstellungen, mit bunten Imaginationen und vielen praktischen Übungen werden Verstand, Seele und Körper ganzheitlich aktiviert, damit sich Selbstheilung vollzieht. Schon beim Lesen kann Heilung beginnen.

Vom Segen der Dankbarkeit
Was dich wirklich glücklich macht
Angeles Arrien

Paperback, 240 Seiten, ISBN 978-3-86616-262-4

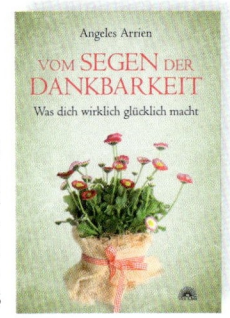

Dankbare Menschen, so haben Studien ergeben, sind zufriedener, mehr mit sich im Einklang, sie leben länger, spüren mehr Freude, Liebe und Glück. Aber wie wird man dankbar? Angeles Arrien weist einen völlig neuen Weg: Im Einklang mit der Natur, Monat für Monat, nimmt sie den Leser an die Hand und führt ihn – begleitet von Übungen, Meditationen und Praktiken aus den spirituellen Traditionen der Welt – in ein neues Erleben der Wirklichkeit. Ein echtes Arbeitsbuch, ein Buch, mit dem man lernt, Dankbarkeit in alle Bereiche des eigenen Lebens zu bringen – in Beruf und Finanzen, in Beziehungen, in Gesundheit, Ernährung und Spiritualität.